头痛那些事儿

陈　晨　乔晓媛　主编

科学技术文献出版社
SCIENTIFIC AND TECHNICAL DOCUMENTATION PRESS
·北京·

图书在版编目（CIP）数据

头痛那些事儿 / 陈晨，乔晓媛主编. —北京：科学技术文献出版社，2024.6
ISBN 978-7-5235-0891-6

Ⅰ. ①头… Ⅱ. ①陈… ②乔… Ⅲ. ①头痛—诊疗 Ⅳ. ① R741.041

中国国家版本馆 CIP 数据核字（2023）第 203898 号

头痛那些事儿

策划编辑：王黛君　责任编辑：韩晓菲　张　琳　责任校对：张永霞　责任出版：张志平

出 版 者	科学技术文献出版社
地　　址	北京市复兴路15号　邮编100038
编 务 部	（010）58882938，58882087（传真）
发 行 部	（010）58882905，58882870
邮 购 部	（010）58882873
官 方 网 址	www.stdp.com.cn
发 行 者	科学技术文献出版社发行　全国各地新华书店经销
印 刷 者	北京时尚印佳彩色印刷有限公司
版　　次	2024 年 6 月第 1 版　2024 年 6 月第 1 次印刷
开　　本	880×1230　1/32
字　　数	146千
印　　张	7.5
书　　号	ISBN 978-7-5235-0891-6
定　　价	52.80元

编委会

主　　编：陈　晨　乔晓媛

副 主 编：潘海鹏　刘替红　王　璇

编　　委：（按姓氏拼音排序）

陈　晨　山西省心血管病医院

陈思羽　山西医科大学

程雨菲　山西医科大学

董慧珠　山西省心血管病医院

郭建勇　山西省心血管病医院

剧锦叶　山西省心血管病医院

李　俐　山西省心血管病医院

李　媛　山西省心血管病医院

刘　虹　山西省心血管病医院

刘替红　山西省心血管病医院

卢旭霞　山西省心血管病医院

马义鹏　山西省心血管病医院

潘海鹏　西南医科大学附属成都三六三医院

乔晓媛　山西省肿瘤医院

沈　慧　山西医科大学

王嗣嵩　西南医科大学附属成都三六三医院

王睿颖　河北燕达陆道培医院

王　璇　山西省心血管病医院

杨　婷　山西省心血管病医院

张　丽　山西省心血管病医院

前 言

继《脑卒中那些事儿》和《头晕那些事儿》顺利出版之后，我们团队就着力编写这部《头痛那些事儿》。头痛是最常见的临床症状和主诉之一，每个人一生中都有可能经历头痛的困扰，每年全球有 9% 的成年人因头痛就医。据统计，全球约有 13 亿偏头痛患者，在我国，18 ～ 65 岁人群中原发性头痛发病率为 28.5%，我国大约有 3.9 亿人遭受头痛的困扰。因此，我们把有关头痛的问题都集合起来，凝集大家的智慧，把共性的问题通过问答的形式，给大家全面答疑解惑。

头痛已经成为人们重要的健康问题。头痛属于一个常见的临床症状，通常指局限于头颅上半部，包括眉弓、耳轮上缘和枕外隆突连线以上部位的疼痛，表现为头部胀痛、搏动性头痛、头重感、戴帽感、头部勒紧感、尖锐针刺样感、电击样疼痛感等。头痛原因繁多，多由头颅内外组织结构中痛觉末梢（即痛觉感受器）受到某种物理、化学（包括某些生物化学的）或机械性刺激，产生异常的神经冲动，经感觉神经通过相应的神经传导通路，传导大脑而感知。

头痛是人体对致痛因素的客观反映，除个人的体验外，他人难以察觉，而个体之间对疼痛的感受反应有很大的差别。有的人可以耐受，有的人则有明显的反应。只因痛觉感受器在颅内各种组织结构中对疼痛刺激的敏感度不同。由此可见，头痛与病灶部位、病灶大小及个人敏感性有密切关系。因此本书从头痛的表现、危险因素、诊断、治疗和评价等方面对头痛的相关问题进行详细解答，让大家更深入地了解头痛相关知识，达到科普宣教的作用。

本书是一本内容丰富、新颖，实用性强的医学科普书籍，很容易使读者产生极大的阅读兴趣，同时也适合神经内科初级医师、基层医师以及广大受头痛困扰的朋友阅读、学习、参考，希望它能作为一本科普书籍放在读者的床头，使大家能够从中获益。

在本书即将付梓之际，我们诚挚地感谢出版社对本书的支持，以及许多关心本书的同人在编写方法、选题立意等方面提出的宝贵意见，更要感谢各位编者的辛勤努力，本书才能从设想变成现实！

本书还得到了山西省科技厅应用基础研究项目（项目编号：201601D011098）、山西省科技厅青年基金项目（项目编号：202203021212066）、山西省卫生健康委员会"四个一批"科技兴医创新计划（项目编号：2022XM07）、山西省科学技术协会2022年科普课题、山西省心血管病医院博士基金、山西省心血管病医院院内课题基金（项目编号：XYS20170205、XYS20180304）支持，在此表示感谢！

本书的编写如有不妥之处，我们衷心地希望专家和读者提出批评和指正。

陈晨　乔晚媛

目 录

第一章 头痛的基础知识

第二章　头痛的诊断和鉴别诊断

第三章　头痛相关的检查

第四章 头痛的相关评价

第五章 头痛的治疗方法

第六章　头痛的康复治疗和生活调养

第一章　头痛的基础知识

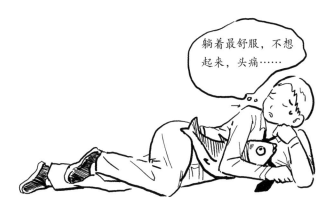

躺着最舒服，不想
起来，头痛……

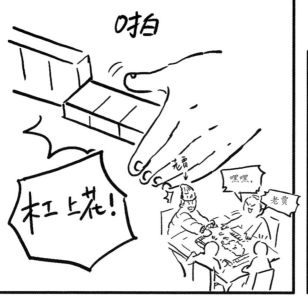

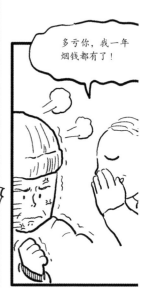

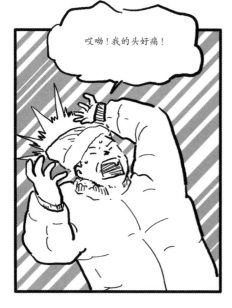

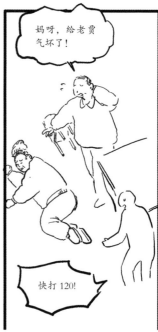

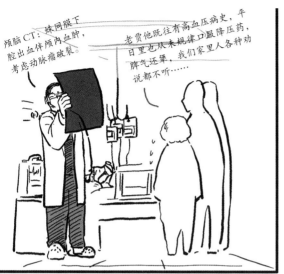

颅脑CT：蛛网膜下腔出血伴颅内血肿，考虑动脉瘤破裂。

老贾他既往有高血压病史，平日里也尽未规律口服降压药，脾气还犟，我们家里人各种劝说都不听……

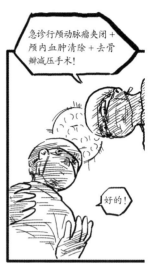

急诊行颅动脉瘤夹闭＋颅内血肿清除＋去骨瓣减压手术！

好的！

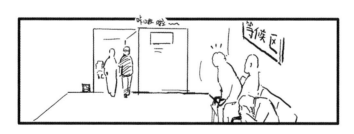

咔啦 啦

等候区

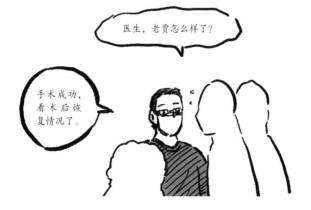

医生，老贾怎么样了？

手术成功，看术后恢复情况了。

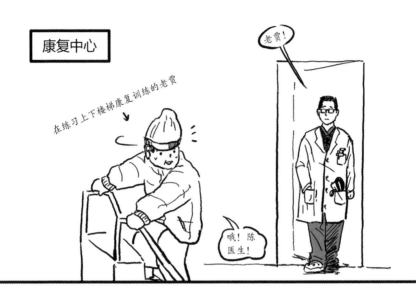

康复中心

在练习上下楼梯康复训练的老贾

老贾！

哦！陈医生！

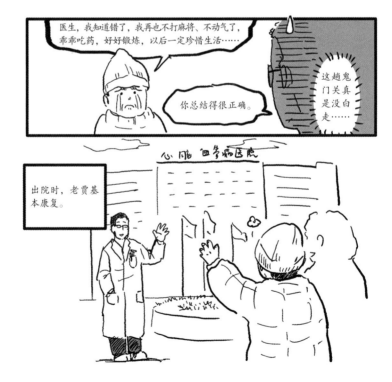

医生，我知道错了，我再也不打麻将、不动气了，乖乖吃药，好好锻炼，以后一定珍惜生活……

你总结得很正确。

这趟鬼门关真是没白走……

出院时，老贾基本康复。

心脏血管病医院

第一节　全世界有多少人头痛?

头痛是个全球性问题，不仅给患者带来了痛苦，严重影响其生活质量，同时也给社会带来了巨大的经济负担。我国 18 ~ 65 岁的人口中，原发性头痛的年患病率高达 28.5%，1.8% 的人在一天中的某一时刻有中度至重度头痛，1.4% 的人有整天的头痛。这个数据十分庞大，在中国，这意味着每年约有 3.9 亿人罹患头痛。

我国常见的头痛类型有紧张性头痛，其发病率为 10.8%，约占头痛患者的 40%；偏头痛发病率为 9.3%；药物过度使用性头痛，是次于紧张性头痛和偏头痛的第三大头痛类型，其发病率为 1% ~ 2%。

第二节　头痛的感觉是怎样的?

头痛是很常见的一种症状，在临床上很多患者因头痛就诊，我们为了明确诊断头痛的类型，会询问患者头痛的感觉和疼痛性质。患者最常见的表现为头部胀痛、钝痛、搏动性头痛（跳痛）、

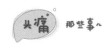

紧压痛、锥痛（钻痛、刺痛）、灼痛、牵扯痛、刀割样痛、电击样痛等。

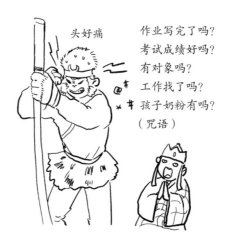

胀痛：为一种钝性疼痛，多呈全头痛，疼痛的同时有头胀大及头昏、头沉的感觉；常见于神经性头痛、普通型偏头痛、脑积水、头部器官疾病所致的头痛及高血压造成的慢性脑缺血、头部外伤后头痛等。

钝痛：痛势缓慢，呈持续性，是多种疼痛的概括（如胀痛、紧压痛等），多见于慢性疾病所致的头痛。

搏动性痛（跳痛）：疼痛呈规则的搏动性，与脉搏跳动相一致，常见于血管性头痛及感染、中毒、中暑、头部器官疾病引起的头痛等。

紧压痛：头痛伴有束紧感、压迫感，多见于肌紧张性头痛、癔症性头痛、颈椎病性头痛。

锥痛（钻痛、刺痛）：在持续性隐痛的过程中出现的尖锐、不连续的快速疼痛，多见于神经血管性头痛、脑神经痛等。

灼痛：在尖锐疼痛的同时伴有灼热感，多见于脑神经痛（如三叉神经痛）、偏头痛、癔症性头痛。

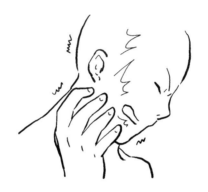

牵扯痛：头痛牵连周围组织，如有物牵拉，相互加重，甚至有抽动样痛，多见于肌紧张性头痛、占位病变所致的压迫性头痛等。

刀割样痛：尖锐连续性剧痛，似刀割样，疼痛呈持续性，阵发性加剧，多见于蛛网膜下腔出血、急性脑膜炎等疾病的早期。

电击样痛：为短促、剧烈的疼痛，持续时间为数秒至数分钟不等，多见于脑神经病，如三叉神经痛、舌咽神经痛、枕大神经痛等。

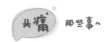

第三节 头痛是一种病吗?

很多人误以为颈部以上所有疼痛都应称为头痛，其实医学上通常将局限于头颅上半部，包括眉弓、耳郭上缘和枕外隆突连线以上部位的疼痛统称头痛。头痛不是一种独立的疾病，而是一个症状，临床上很常见，在神经内科门诊尤其常见。头痛病因很多，医生寻找到病因才能对症治疗。临床上头痛分为原发性头痛和继发性头痛。

原发性头痛是无其他相关疾病或由脑结构功能疾病而导致的头痛，头痛经常反复发作。一般来说，原发性头痛主要是指偏头痛。

继发性头痛主要是由于其他疾病导致的头痛症状。对于一些继发性头痛，它们可以继发于全身各个脏器：①颅脑病变，像脑内有脑血管疾病、脑膜瘤、脑膜炎等都会引起头痛；②颅外病变，像中耳炎、鼻窦炎、青光眼、牙龈炎、颈部的神经病变，都会刺激脑部神经引起头痛；③全身疾病（急性感染、心血管疾病、中毒）及高血压也会引起头痛；④自主神经功能紊乱（焦虑、抑郁等）也常会引起头痛。

第四节 头痛有先兆吗？

头痛最常见的先兆为视觉异常，占全部头痛的 15% ～ 18%，大多有家族史。

1. 先兆期：主要是视觉先兆，视物有暗点、闪光、黑蒙，部分有短暂的单眼盲、双眼视物模糊、视物变形；其次为感觉先兆，感觉症状受区域分布影响，言语和运动先兆少见。

2. 头痛期：先兆症状一般在 5 ～ 20 分钟内逐渐形成，持续不超过 60 分钟，不同先兆可以连续出现，头痛与先兆同时或在先兆后 60 分钟内发生，表现为一侧或双侧额颞部或眶后搏动性头痛，常伴有恶心、呕吐、畏光、畏声、苍白或出汗、多尿、易激惹、气味恐惧及疲劳感等，可见面部水肿、颞动脉突出等表现。活动能使头痛加重，睡眠可缓解头痛。头痛可持续 2 ～ 10 小时，少数可达 1 ～ 2 日。

3. 头痛后期：头痛消退后常伴有疲劳、无力、失语等表现，1 ～ 2 日可好转。

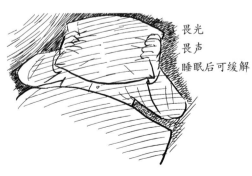

畏光
畏声
睡眠后可缓解

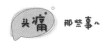

第五节　什么人容易头痛?

头痛发病率高，引起头痛的原因很多，下面说一说哪些人容易出现头痛。

地理位置：我国西北、西南的大部分地区，头痛患病率超过1500/10万，故该地区为高发病区，因海拔高、空气干燥等容易诱发头痛。而东南沿海及东北、华南地区则为低发病区。

饮食结构：喜食高脂性食物，特别是动物脂肪（如肥肉等）易诱发头痛；喜甜咸食者比喜素淡食者容易患头痛。沿海渔民或城市中喜食鱼虾者头痛患病率低，可能与海洋生物体内含有抗血小板聚集功能的物质有关。

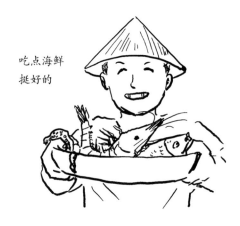

吃点海鲜挺好的

工作、职业：从事脑力劳动者（如教师、科研人员、学生等）因生活不规律（工作需要三班倒等）、精神经常高度紧张，以及在高噪声、光线过强或过暗的环境中工作的人，头痛患病率相对较高。而从事农业或其他体力劳动强度大的人头痛患病率相对较低。

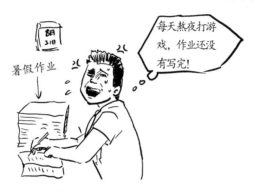

生活习惯：生活相对规律、按时起居者头痛患病率低，而长期睡眠不良、工作劳累、用脑过度又得不到及时休息者容易出现头痛。此外，生活不规律并伴有不良嗜好（吸烟、酗酒）者，更容易诱发头痛。

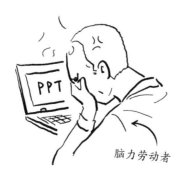

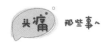

社会环境：高速度、快节奏的工作，单调的生活方式，都会造成人们精神上长期压抑、紧张，容易出现头痛。

情绪和个性：情绪不稳定、争强好胜的人容易出现头痛。

有头痛家族史：据统计，头痛中有 50% ～ 80% 的患者有阳性家族史，故有头痛家族史者患病率高。

第六节　头痛与年龄有关吗？

近几年，国内对头痛的流行病学调查研究发现，在与头痛相关的因素中，头痛与年龄结构有一定的关系，不同年龄段引起头痛的原因各不相同。

对于青中年引起的头痛，尤其是青年女性，大多数是以偏头痛为主，或者是以感冒、月经失调这类原因引起的头痛为主。

男性、青少年可能由于肌紧张、工作压力大、熬夜等原因引起头痛。

老年患者出现的头痛可能是自身的脑血管疾病、颈椎病等引起，还有一些老年人可能是高血压、冠心病、药物引起的头痛。

脑瘤所致头痛以青壮年多见；颅内动脉瘤所致头痛多发于 20 ～ 60 岁；普通血管性头痛、肌紧张性头痛多见于中青年；神经机能性头痛也多见于青壮年；颞动脉炎性头痛多见于老年；而感染性疾病（如脑炎、脑膜炎）所致的头痛则多见于儿童和青少年。总之，头痛与年龄有一定关系，在防治中应有所侧重。

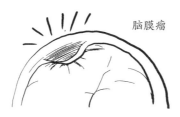

脑膜瘤

第七节　头痛与季节有关系吗？

很多患者就诊时谈到换季时头痛有不同程度的加重，总会询问头痛是否与季节有关系。导致头痛的因素很多且复杂，但机制尚不十分清楚。我国研究表明，在头痛相关因素中，气候条件发病位居首位，北方以夏季发病率最高，南方以春季发病率最高，而春夏季比秋冬季发病

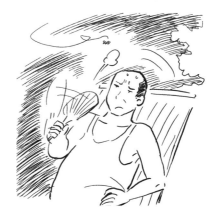

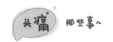

率明显增高，这可能是因为湿热等气候条件与头痛的发作密切相关，尤其是当温度偏高时易诱发。

为何春夏季高发呢？因为夏季炎热，日照时间长，夜间潮湿闷热，加上蚊虫叮咬，导致睡眠减少，易引起头痛发作。此外，器质性头痛则与原发病有关，而与气候、季节无关系。

第八节　头痛与性别有关系吗？

头痛病因复杂，种类颇多，不同种类的头痛与性别有不同的关系。如偏头痛的患者中女性发病率高，男女之比 1：(2.6 ～ 4)；而丛集性头痛男性居多；常见的慢性头痛，如肌紧张性头痛，以女性青年多见；脑血管疾病所致的头痛，总体来说，男性略多于女性；高血压病引起的头痛，头痛的严重程度与血压高低无平行关系，但与血压波动有密切关系；眼部疾病所致的头痛，以女性多见，可能与青光眼的女性发病率高有关；原发性头痛也是女性稍多于男性；其他全身性疾病（如感染，中毒，循环、消化、呼吸等系统疾病）引起的头痛及颅内肿瘤、炎症、寄生虫、发育畸形等导致的头痛，男女无明显差异。

第九节 头痛与吸烟有关系吗？

　　吸烟有害健康，不仅会引起咳嗽、咳痰、气短等呼吸道疾病，还会危害全身脏器，当然，也会引起头痛。不论是主动吸烟还是被动吸烟，都与头痛有一定关系。首先，烟草在燃烧时会产生大量焦油、尼古丁、一氧化碳等物质，这些有害物质会对血管内皮、血流动力学造成不良影响，如血小板聚集，使血液黏稠度增高，高凝状态加上一氧化碳可与氧竞争血红蛋白，可形成大量碳氧血红蛋白，造成氧饱和度和氧分压下降，致脑组织缺氧，引起血管扩张导致头痛。如在密闭的环境中吸烟，空气不流通、温度高，还会加剧头痛的发生。

　　另外，吸烟除直接诱发头痛外，还可造成心脑血管疾病等，破坏其血管内皮细胞，加速动脉硬化，升高纤维蛋白原水平，促使血小板聚集，降低高密度脂蛋白，提高低密度脂蛋白，最终斑块破裂形成血栓，导致管腔狭窄或闭塞，产生器质性病变，如脑梗死、心肌梗死，危及健康，其后果不可逆。建议为了自身及他人的健康，及早戒烟。

第十节　头痛与饮酒有关系吗？

很多人在饮酒后出现头痛，特别是在大量饮酒后。第一，饮酒可降低脑血流量，使脑组织缺血缺氧，引起儿茶酚胺、前列腺素、乳酸类物质堆积，导致脑血管扩张而头痛；第二，酒精使血液出现高凝状态、血管麻痹、血管张力及通透性发生异常改变，诱发头痛；第三，酒精里含有一种酪胺类物质，刺激交感神经末梢释放去甲肾上腺素，其具有收缩血管、升高血压的作用，极易诱发头痛。

长期大量摄入酒精易导致急性酒精中毒，尤其会提高青年人的卒中发生率，出血性卒中与酒精摄入量有直接剂量正相关性。对于老年人，长期摄入酒精是引发缺血性脑血管病的危险因素，酒精通过多种机制导致卒中风险增加。长期大量饮酒可使维生素 B_{12} 缺乏，导致神经系统变性病，出现感觉缺失、共济失调，还会增加高血压、心律失常、急性

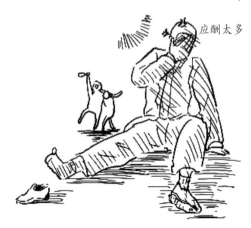

应酬太多

消化道出血、猝死等的危险性。建议患者饮酒莫贪杯，以防伤身体，还要劝诫家人及身边朋友，戒酒限酒。

第十一节 头痛与喝茶有关系吗?

目前很多说法都认为，头痛患者不适合喝茶。首先，茶有兴奋的作用，也有一定的刺激性，有些人认为它里面含有的茶多酚和生物碱等成分会诱发头痛。其次，茶叶里面还含有咖啡因，人体摄入以后，体内的咖啡因浓度升高，可以引起血管异常扩张或痉挛，从而导致头痛发生。再次，夜间饮茶后会兴奋中枢神经系统，致使睡眠时间减少，从而导致我们脑内的代谢产物不能排除，引发头痛。

因此，通常不建议头痛患者经常喝茶，特别是浓茶。不过也有研究发现，绿茶里面的茶多酚和咖啡因可以促进血管收缩，对于血管扩张引起的头痛有缓解作用。所以具体要不要喝茶一定要结合自身的实际情况，不过即使喝茶最好也只喝一些淡茶水。

随着祖国医学的繁荣发展，目前很多地方推出了一些药茶，可能对头痛患者有一定的帮助，但一定要去正规医院、正规机构咨询购买。

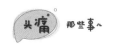

第十二节 头痛与喝咖啡有关系吗？

头痛与喝咖啡是有关系的。咖啡里面含有一种叫咖啡因的物质，具有一定的镇痛作用。有些镇痛药物里面也含有一定成分的咖啡因。对于偶尔头痛或者头痛不是很严重的人，可以喝热咖啡来缓解头痛的症状。但这种缓解疼痛作用的前提是少量和适量摄入，如果大量饮用就会适得其反。

一方面，大量喝咖啡的人往往会对它有一定程度的依赖，一旦中断就会产生戒断的头痛反应；另一方面，摄入过多的咖啡会兴奋中枢神经系统、促进机体代谢，甚至导致脑血管痉挛，反而会导致头痛的发生，甚至加重头痛症状。所以对于头痛患者而言，建议尽量不要或减少咖啡类物质的摄入，从而减轻或避免头痛的发生。

第十三节 头痛与喝饮料有关系吗？

头痛与喝饮料有一定的关系，但不能一概而论。有研究发现，摄入过多的功能饮料可能导致头痛症状的发生或加重。一般而言，市面上的功能饮料除含有碳水化合物外，还有咖啡因、牛磺酸、维生素、电解质等。虽然它们有提高警觉性、减少疲劳感、提高注意力和能量的作用，但同时，它们也会为身体带来诸多负面影响，可能到了某个节点，人体就会出现诸如头痛、失眠、精神烦躁等不良反应。所以，如非必要，尤其对于经常头痛的患者，应尽可能少摄入一些功能饮料。另外，一些天然果汁、蔬菜汁等对头痛患者可能有一定的帮助，它们含有的维生素C等物质对缓解头痛有一定的效果。

第十四节 头痛与情绪有关系吗?

可以很明确地告诉大家，头痛与情绪有很大的关系。人的一生，无论工作、生活还是情感，总会遇到各种压力、挫折、失落，从而紧张不安、情绪激动，甚至出现焦虑、抑郁等不良情绪，进而诱发头痛。那么，这种头痛是怎么发生的呢?

在人体大脑结构中，有一个叫边缘系统的神经功能整合中枢，其中含有大量的神经递质，在致痛和镇痛过程中发挥着重要作用。当人体受到不良情绪的影响时，这种情绪会通过相应的感受器官和传导通路，向上传到大脑皮质和边缘系统，促使交感神经兴奋

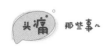

和相关化学物质释放，导致头痛发生。

以下措施能有效缓解情绪引起的头痛。

1. 改善生活环境：不良的环境可扰乱人的情绪，而恶劣的情绪又是引发头痛的重要因素。因此，要把自己的工作间布置得井然有序，把家居搞得窗明几净，再用鲜花、绿草点缀，保持空气清新。这样的环境一定会使你心情舒畅，也许会忘了头痛，甚至不再发生头痛。

2. 调整工作：统计资料表明，头痛中有 80% 左右是紧张性或神经血管性头痛或偏头痛。它们的发生或加剧都与精神因素有关，即大多是因为患者受到劣性的精神刺激，或脑力活动持续时间过长而发作或加剧。如股市的潮起潮落、麻将桌上的输赢、考试前后的高度紧张、工作和社会竞争中的得与失都是劣性的精神刺激；软件程序员、证券分析师等长时间用脑都容易造成大脑疲劳，引发头痛。

3. 休息：丰富生活内容，学会科学地休息是防治头痛的有效措施，如在睡前泡脚，听一些舒缓的音乐放松心情等。

4. 心胸开阔：预防头痛的最佳对策是讲究心理卫生和生活卫生，让自己的心胸开阔，不为生活中的得失所困扰，避开不良的生活习惯和嗜好，不自寻苦恼。工作和学习讲究科学用脑，不过度疲劳，做到劳逸结合，保证每晚七八小时的高质量睡眠，尽量使自己的生活有规律。保持良好的情绪、乐观的态度，积极地面对生活，当出现烦乱情绪而导致头痛时，应该适当地调节情绪，或进行适当的运动。

因此，一些明显与情绪相关的头痛患者，尤其要学会保持一个好的心态，让情绪及精神处于一个比较放松的状态，从而避免头痛症状的发生或加重。

第十五节　哪些环境因素会引起头痛？

头痛作为常见症状，分布广，患病率高，除器质性疾病会引起头痛外，环境因素也会导致头痛的发生。

1. 海拔高度的突然变化。例如，从平原到高原，不适应便会引起头痛。

2. 短时间从一个时区到另一个时区。日夜颠倒会造成头痛的发作。

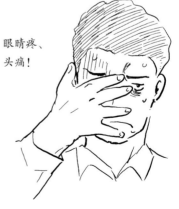

眼睛疼、头痛！

3. 一些强光性的刺激。如电视屏幕、电脑屏幕、镁光灯、强烈阳光等，会使人的眼睛疲劳从而诱发头痛。

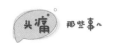

4. 噪音的刺激。巨大的噪声会刺激人的耳朵，从而引起头痛不适。

5. 空气的污染。一些气味，如一些香水的味道会刺激人突然出现头痛等不适的症状。

6. 密闭、高温环境。一些比较封闭、温度比较高的闷热环境或房间里，会引起中暑，甚至引起头痛。

第十六节　头痛与熬夜有关系吗?

熬夜、睡眠不好往往可以诱发头痛或加重头痛症状。

一般认为，偏头痛发作前期表现为脑血管收缩，头痛期表现为脑血管扩张。熬夜使大脑休息不好、大脑疲劳、神经兴奋性升高、脑血流量增加、脑血管扩张，就会导致头痛发作。

熬夜后，大脑的神经递质分泌失调，出现兴奋性神经递质的过度分泌，从而引起大脑神经紊乱，出现头痛。

熬夜后精神处于紧张状态，精神紧张会导致头皮肌肉收缩，出现紧张性头痛，又称为神经性头痛。

熬夜还会使交感神经兴奋，导致肾上腺素、去甲肾上腺素及多巴胺的分泌增加，引起头皮神经血管收缩，出现大脑供血不足，从而引起头痛。

第十七节　头痛与体位改变有关系吗?

　　临床上，有一部分头痛患者描述头痛与身体的位置有关，即站立时加重，躺下后减轻。其实这是一种临床上少见的疾病——低颅压头痛，即脑脊液压力低于 70 mmH$_2$O 导致的头痛。究其原因，这与体位引起的颅内压改变有关。

　　人体正常颅内压在侧卧位的时候一般范围为 80 ~ 180 mmH$_2$O。颅内压力主要通过脑脊液的分泌调节维持稳定，一般成人的脑脊液容量平均为 130 mL，脑脊液每天不断分泌，同时又不断被吸收，是一个循环的动态平衡过程。如果人的脑脊液分泌减少或损失过多，就易形成低颅压综合征，任何年龄均可发病。低颅压综合征多因过度节食减肥、摄入水分和盐分不足、

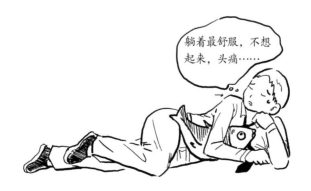

躺着最舒服，不想起来，头痛……

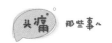

天气炎热或过度汗蒸、低血压等引发；而女性的局部脑脊膜菲薄，在过度体力劳动、提拉重物、头及脊椎外伤、脊髓神经根撕裂等情况下，易使脑脊膜破裂造成脑脊液漏。临床上，直立性头痛是低颅压综合征的典型症状。也就是说，这种头痛与体位有关，患者站着或坐 15 分钟，就会头痛或头痛明显加剧；躺下或头低足高位，头痛就会缓解或消失。除了最典型的直立性头痛，低颅压综合征还可伴有眩晕、恶心、呕吐、颈部僵硬、听觉异常等。

因此，与体位改变有关的头痛，发病的直接原因多与颅内压力有关。当出现这种现象时，一定要及时就医。

第十八节　头痛与性生活有关系吗？

答案是肯定的，或者应该说是性生活有可能诱发头痛，而且患者绝大多数为男性。高潮是快乐的巅峰，但有些人出现"高潮病"，正在"性"头上却被迫中断、提前结束，令快乐大打折扣，以至于害怕起来，甚至影响夫妻和谐。这种情况可发生在任何性活跃的年龄，男性多于女性（男女比为 1.2：1～3：1）。患者多表现为两侧太阳穴剧烈跳动或胀痛，以及前额、眼眶胀痛，可伴恶心、烦躁不安或精神不振。疼痛持续时间长短不一，短者几分钟后即消失，长者可持续几天。

这种头痛具有遗传性，高血压、肥胖、体质虚弱者更易发生，机制尚不清楚，可能是运动影响脑部神经血管舒缩功能，增加脑部代谢废物而诱发头痛；情绪激动或性高潮时，人体处在躯体和精神两方面的高度兴奋状态，交感神经活动占主导地位，机体肾上腺素分泌增加，常引起血压增高、心率加快、血管收缩，此时肌肉亦处在高度收缩状态易引起头痛的发生。

此外，这种头痛与下列因素也有关联：①性活动过频、过久，身体过度疲劳；②连续进行第二次或第三次性生活；③短暂急促的时间内或身体疲劳时过性生活；④性生活相隔时间过长，超过3个月；⑤一方不太愿意，被迫勉强应对，情绪压抑，性心理没有获得满足；⑥环境不够理想，如噪声太大、居室通风不良、有他人干扰、空气不流畅；⑦原体位突然改变。总之，与性心理、性生理、性知识、性习惯等都有关。

若反复发生性交性头痛，患者可服用吲哚美锌片50 mg，每日2次。

第十九节　头痛与感冒有关系吗？

我们都有感冒的经历，感冒时容易出现鼻塞、流涕、咽痛、咽痒、全身肌肉酸痛、咳嗽等症状，有时候还会出现头痛，所以

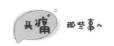

说头痛和感冒是有关系的。

那为什么感冒会出现头痛呢？主要有以下原因。

1.感冒多是由病毒感染引起的，机体在受到感染后会分泌较多的炎症介质，这些炎症介质有可能影响大脑的痛敏结构，从而刺激神经，引起头痛，这种头痛称为神经性头痛。

2.感冒的时候，机体一般会出现发热，在发热的时候，颅内血管扩张，脑血流量增加，有可能导致血管性头痛发生。

3.感冒以后可以出现呼吸道的不通畅，引起鼻塞。鼻塞的时候鼻腔出血、水肿，会导致头痛的出现。

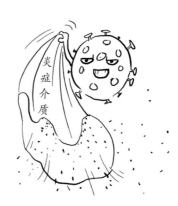

以上都是感冒容易导致头痛出现的原因，通常建议服用一些治感冒的药物、退热药物来缓解这类头痛。

第二十节　头痛与饮食有关系吗？

头痛和饮食有一定关系。首先，长期高盐、高糖、高脂饮食，会导致血脂、血糖、血压升高，从而导致高血压、糖尿病、冠心病等疾病发生。这些疾病是心、脑血管的病变引起的，一旦发病，患者通常会有头痛的症状。其次，偏食、少食会导致营养不良，使机体免疫力下降，从而增加机体感染的风险，而感染也是导致头痛的重要病因之一。最后，每餐吃得太多会导致肥胖，而肥胖会导致冠心病、高血压、糖尿病等疾病的发病率增高，从而导致头痛的发作。以上为饮食不合理引起相关疾病后继发的头痛。

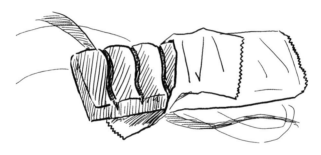

当然，不合理的饮食也可以直接引起头痛。在各种原发性头痛中，偏头痛的发生似乎与饮食因素最为密切。在偏头痛患者当中，有12%～60%的患者表示其头痛发作是由饮食不合理引起的。偏头痛发作的原因主要包括不规律饮食及摄入诱发头痛食品两大类，后者包括酒、奶酪、巧克力、亚硝酸盐、咖啡、动物脂肪等。

总体来说，头痛和饮食有一定的关系。不过，不论头痛是何种原因导致的，发作时最好及时前往医院诊治，第一时间明确病因，然后给予相应的对症、对因治疗，以改善症状、改善预后、避免复发、提高生活质量。

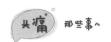

第二十一节　头痛与月经有关系吗？

　　头痛和月经是有关系的。有些女性在每次来月经前、月经期或月经后都会出现头痛症状，过了这个时间段头痛会自然消失，这种与月经相关又具备偏头痛特点的叫经期头痛，又称月经性偏头痛，属于偏头痛中的一种。

　　经期出现头痛的原因主要是雌激素水平的降低，或者是月经周期激素的改变引起人体对前列腺素的敏感，导致血管异常收缩和舒张，从而产生的头痛等不适症状。

　　为了避免这种情况，可以人为地补充雌激素，或者用稳定情绪的药物避免紧张，例如，可以使用天麻、酸枣仁等药物来避免情绪的波动。在这个阶段注意适当地休息，良好的睡眠可以避免这种头痛的发生。如果头痛难以忍受，也可局部应用非甾体类或外用消炎镇痛药物，还可通过按摩使局部血液循环改善、缓解疼痛。此外，还可针对性地应用扩张血管类药物，如双氢麦角胺，解决头痛问题。

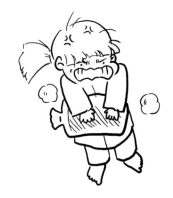

第二十二节 头痛与体形有关系吗?

研究表明，肥胖的人群较体形正常的人群更容易患有头痛，主要是由于皮下脂肪会分泌一定量的雌激素，雌激素降低会诱发或加重头痛。脂肪细胞还有可能会分泌一些炎性蛋白，这也会导致头痛的加重或者发作频率增加。

瘦素是脂肪细胞分泌的一种脂源性多肽激素，具有抑制食欲、增加能量代谢、促进脂肪消耗等多种效应，瘦素低于正常值时会发挥止痛效应，而肥胖的人机体中存在瘦素抵抗，因此，肥胖的人容易出现头痛。

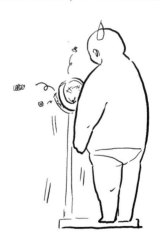

头痛在发作时患者的交感神经亢进，而肥胖人群的交感神经一直处于亢进状态，可提高头痛发作频率。而与肥胖有关的心理疾病，如抑郁或焦虑，也可增加头痛发作风险或发作频率。

因此，减肥对预防头痛发作也是有效的。

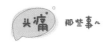

第二十三节 头痛与头晕有关系吗?

头晕不仅是神经内科医生最常接触的临床症状,也是日常生活中最容易感受到的不适。但是有一种头晕,晕着晕着就成了头痛,还具有一定家族遗传性,医学上称之为前庭性偏头痛。前庭性偏头痛是一种具有家族遗传倾向、会反复发作头晕或眩晕、会伴恶心呕吐及头痛等症状的疾病,属于头痛的一种特殊类型。前庭症状主要是发作性的自发性眩晕,而眩晕可以发生在头痛之前、中、后。所以头痛与头晕相伴往往预示着这种疾病的发生。但该病作为神经内科疾病,误诊率很高。

另外,一部分患者同时出现头痛、头晕症状,需要考虑是否由情绪低落、烦躁不安、劳累等引起,这种情况一般通过调整不良生活习惯、情绪就可以自行缓解。

第二十四节 头痛与颈部不舒服有关系吗?

头部的神经大都经过颈部。颈部不适可能是颈部的肌肉或骨头发生病变，如颈椎退行性改变、颈部肌肉外伤等，经过此处的神经就会受到影响，发生异常变化，而这些异常变化就会导致头痛。

多数头痛源于颈椎，颈椎的退行性改变和颈部肌肉痉挛是引起颈源性头痛的直接原因，与颈椎病及急、慢性颈椎损伤引起的颈部神经受刺激有关。因此，颈源性头痛又被称为颈椎病性头痛。

颈源性头痛患者多颈部僵硬、活动不灵活，头或颈部一般都受过外伤。头痛的特点主要为反复在枕部、头顶、太阳穴、前额或眼眶周围出现钝痛或酸痛，同时伴颈上部疼痛。检查时，颈部周围多有按压痛，磁共振成像（MRI）检查可提供颈椎病的证据。

第二十五节　头痛与眼睛有关系吗?

我们经常有这种感觉，若是长时间过度用眼会引起视疲劳，出现头痛症状。这是因为眼球及其附属的眼睑、眼肌等与 12 对脑神经有 6 对关联，眼睛与头部共享了一些感觉神经，所以一些眼睛疾病会引起头痛。

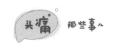

更应该引起注意的是，少数脑肿瘤患者开始多因眼部症状就诊于眼科。例如，近年来，脑垂体瘤患者逐年增多，由于脑垂体瘤发展可压迫到视交叉，引起视力减退及视野缺损，并伴有头痛、眼痛，因此，患者常被误诊为屈光不正及青光眼。颅咽管癌为颅内最常见的先天性肿瘤，好发于鞍上，可引起眼部不适，因此容易误诊。此病儿童、成年人多见。脑胶质瘤，占颅脑肿瘤的 40% ～ 50%，是最常见的颅内恶性肿瘤，它因占位效应及阻塞室间孔，可以引起颅内压增高而导致头痛，压迫视神经引起视力障碍，因此也容易误诊。

其实临床上相当多的眼病会引起急性或慢性头痛，比如眼部带状疱疹、急性闭角型青光眼、急性葡萄膜炎、隐斜等，而患者往往容易忽略眼病本身。

一、可引起急性头痛的眼病

1. 眼部带状疱疹：三叉神经被带状疱疹病毒感染，以偏头痛、眼痛、同侧头部散在脓疱为特征，可有同侧眼水肿、结膜巩膜充血、角膜炎、葡萄膜炎、青光眼甚至眼球运动障碍。很多患者患病早期只注意偏头痛，没留意脓疱等其他症状。

2. 急性闭角型青光眼：偏头痛伴眼红、眼痛、瞳孔散大、视力急剧下降、眼压急剧升高。由于青光眼急性发作经常伴有头痛、呕吐等，反而会忽略眼病本身造成误诊。

3.急性葡萄膜炎：偏头痛伴眼红、眼痛、瞳孔缩小。此病发病急，疼痛不局限于眼部，还会沿着三叉神经的分布放射到同侧眉弓和面部。这种病有眼红、畏光、流泪的症状，易被误诊。

二、可引慢性头痛的眼病

1.隐斜：主要症状为阅读不能持久、视物不清、视久会复视、眼胀痛及头痛。轻度的隐斜如果有良好的双眼单视和神经肌肉储备能力可没有症状；无症状的隐斜不需要治疗。内隐斜的治疗需要散瞳验光，配戴合适的眼镜；外隐斜以训练为主，以加强双眼内转肌的力量。若隐斜角度较大，要考虑手术治疗。

2.远视散光：轻度远视散光的人年轻时不一定有头痛。人到中年后，远视力正常，但一看书就有头痛或偏头痛、眼珠胀痛、眼酸胀、异物感、眼干涩等症状；有的还有眩晕、颈项酸胀。这是眼调节力下降所致，即使年轻时视力超好，也要提早配戴老花镜。

第二十六节　头痛与耳朵有关系吗？

耳部病变可引起头痛。由于解剖关系，中耳上方隔着较薄的

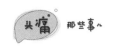

骨板，此处常会出现急性中耳炎、乳突炎。当化脓性中耳炎破坏鼓室顶和乙状窦的骨质结构，炎性分泌物可以进入颅内，导致颅内感染引起头痛。其中慢性中耳炎可使鼓膜受刺激，表现为半侧头部钻痛，每当咳嗽、喷嚏时加重，直到鼓膜穿孔，脓液流出后，头痛方可缓解。

另外，三叉神经痛，尤其是上颌支和颞顶支发生病变时，会出现头痛伴随耳朵疼的症状，这时可以口服卡马西平等镇痛药物。

急性上呼吸道感染引起扁桃体炎时，也会牵扯头及耳朵疼，这时需要抗病毒、抗炎治疗。带状病毒感染很常见，这种病毒感染一开始可以表现为外耳道或鼓膜的疼痛，如果病毒侵袭中枢神经系统，可以引起剧烈头痛，一般伴有发热症状，建议尽早就诊，及时进行抗病毒治疗，必要时可使用激素减轻异常的炎症反应。

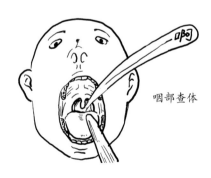

咽部查体

第二十七节　头痛与鼻子有关系吗?

有相当一部分头痛是由鼻子问题引起的，这类疾病被称为鼻源性头痛。鼻源性头痛是指鼻腔、鼻窦病变引起的头痛。可引起鼻源性头痛的常见鼻部病证如下。

1.急、慢性鼻炎：患者常常伴有鼻塞或流涕等症状，鼻塞严重时头痛加剧。由于鼻腔黏膜肿胀，鼻窦开口易受阻塞，导致窦口通气、引流不畅，发生鼻阻塞性头痛；如果鼻窦开口长期阻塞，窦腔内空气逐渐被吸收，最后形成真空，可发生严重的头痛，称"真空性头痛"；如果继续发展，出现严重的头痛，称"张力性头痛"。

2.萎缩性鼻炎：患者可有头昏、耳鸣、前额部或头顶部剧烈疼痛。这类头痛患者用棉花塞前鼻孔，使进入鼻腔的气流减少，头痛可明显缓解。萎缩性鼻炎是鼻腔黏膜及鼻甲萎缩，鼻腔过于宽大，进入鼻内的冷空气过多，黏膜受气流冲击所引起。

3.鼻中隔偏曲：患者可有单侧鼻塞症状或无鼻部症状，可表现为头痛。若鼻中隔偏曲部位偏高且严重者，可引起鼻睫神经痛疼痛位置位于眉弓、眶内侧和鼻背（此类患者查体可发现鼻中隔偏曲，行鼻中隔矫正术后，头痛可缓解）。鼻中隔偏曲患者一侧鼻腔狭小，一侧鼻腔宽大。发生在鼻腔宽大的一侧者属"宽大开放

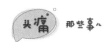

空间综合征"头痛，发生鼻腔狭小侧者属鼻腔阻塞性头痛，后者常因中鼻道狭窄、鼻窦通气引流不良所致。

上述三种鼻源性头痛的特点包括：多发生在春冬两个季节；头痛呈持续性、不明显的深部钝痛，常局限在额部、眶部和上颌部；多数为一侧性，若为两侧，以一侧为重；头痛大多上午为重，夜间缓解或显著减轻；头痛与体位改变有明显关系，向前屈身、低头、身体突然晃动、摇头及胸腔压力增高时头痛加重，卧床休息或滴用血管收缩剂改善鼻腔通气后，头痛明显减轻。

4. 鼻窦炎：其引起的头痛（最常见）除上述的共性特点外，尚有其个性特点。急性上颌窦炎的头痛特点：面颊部发胀、疼痛，上列磨牙有麻木胀痛感，侧卧时患侧朝上，头痛可减轻，在面颊部（相当于尖牙处或上列磨牙部位）有明显叩击痛。急性额窦炎的头痛特点：开始时为全头痛，以后渐渐局限在眶内上角和前额部，有时也发生在眼球后方；晨起不久开始头痛且逐渐加重；中午 12 点到下午 3 点头痛达高峰，为剧烈头痛，此后头痛渐轻；黄昏时明显缓解，夜间头痛完全消散，患者此时会感到轻松舒畅，但第二天又会同样发作。急性筛窦炎的头痛特点：常发生在内眦与鼻根之间，触诊此处疼痛明显加重，有时疼痛位于眶内上角和眼球后方，当眼球运动时，疼痛显著加重。急性蝶窦炎的头痛特点：头痛多位于头顶中央或后枕部，有时呈头部深处疼痛，可伴有头昏或眩晕。

5. 筛前神经痛：筛前神经的名字可能大家比较陌生，但它是大名鼎鼎的三叉神经的第 1 支眼神经的分支（鼻睫神经），负责传导眼球、鼻窦及鼻腔前外侧黏膜和皮肤的感觉。筛前神经痛又被叫"嗅裂综合征"。嗅裂是位于鼻中隔和中、上鼻甲之间的一个裂隙，被覆着嗅觉相关的黏膜。当发生鼻腔结构性改变，如鼻中隔高位偏曲、中鼻甲肥大、筛泡肥大、钩突肥大等，可导致嗅裂狭窄，或筛窦感染、外伤影响到神经时，会引起筛前神经受压或炎症，出现不定期发作性额部疼痛，并向鼻梁和眼眶放射。这类头痛挺特别，疼痛向眼眶、额部、鼻根部、鼻内放射，有时候擤个鼻涕，摸摸鼻前外侧皮肤就会诱发刀割样剧痛，严重影响生活质量。

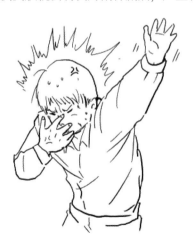

6. 鼻腔及鼻窦恶性肿瘤：鼻腔和鼻窦恶性肿瘤以鳞状细胞癌最为多见。从肿瘤发生的部位来看，鼻窦恶性肿瘤远比鼻腔肿瘤

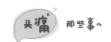

多，其中上颌窦肿瘤占绝大多数，其次为筛窦肿瘤。疼痛早期原因为肿瘤局部压迫造成的神经反射性疼痛；晚期肿瘤侵犯眶内或颅底，会导致难以忍受的头痛。

一般来说，在保守治疗无效的情况下，鼻源性头痛应首选手术治疗。目前，国内外对鼻及鼻窦的手术治疗已由以前的大体手术逐渐过渡到功能性手术。功能性鼻腔鼻窦内窥镜手术创伤小，术后恢复快，已成为治疗鼻及鼻部相关疾病的主要方法之一。

第二十八节　头痛与三叉神经有关系吗？

三叉神经是人体十二对脑神经之一，是面部最粗大的神经，共分为三支，主要支配脸部、口腔、鼻腔的感觉及咀嚼肌的运动，并将头部的感觉信息传送到大脑。

三叉神经痛被称为"天下第一痛"，好发于三叉神经的第二、第三支。发作时，疼痛在头面部骤起，呈刀割样、烧灼样、针刺样等，让人难以忍受。一般历时数秒至数分钟停止，不定时发作，且随着病程延长，三叉神经疼痛程度会逐渐加重，发作频率也会逐渐增加，甚至每日发作。

三叉神经痛的疼痛部位十分局限，多为一侧脸痛，常被误以为是牙痛、头痛。但也确有部分三叉神经患者会表现为牙龈部位的疼痛，需要注意鉴别。

那么，三叉神经痛和牙痛应该如何区别？

三叉神经痛多呈电击样、刀割样、撕裂样疼痛，突发突止，多有"扳机点"，一碰就发作；而牙痛则表现为持续性钝痛或跳痛，通过 X 线或 CT 检查即可明确诊断。另外，卡马西平等治疗神经痛的药物对三叉神经痛有效，而对牙齿局部疾病导致的牙痛效果欠佳。

三叉神经痛敏感区主要分布在：口周，如上下唇部、胡须处；口腔内，如舌的前半部、牙龈、臼齿处；鼻周，如鼻翼、鼻唇沟；脸颊部，如上颌区、下颌区、耳前区；前额部。这些敏感区即为"扳机点"，轻触或刺激（如平日里说话、咀嚼、漱口、洗脸、打哈欠、触摸等）某一处时，都可能引发三叉神经痛，以致患者极为小心，甚至产生恐惧心理。

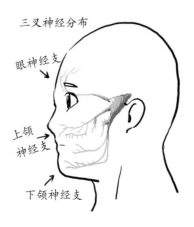

三叉神经分布

眼神经支

上颌神经支

下颌神经支

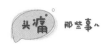

此外，天气和气候变化也是三叉神经痛的重要诱因，被风吹或忽冷、忽热都可使疼痛加剧。

第二十九节　头痛会遗传吗？

由于头痛的病因复杂，临床表现也多种多样，是否有遗传因素的问题，不可简言之。从头痛的病因来看，如感染、中毒、外伤、肿瘤等器质性疾病引起的头痛，显然与遗传无关。而原发性头痛中，偏头痛具有明显遗传倾向。

有关偏头痛的遗传问题，国内外已有许多报道。据流行病学调查，偏头痛的遗传患病率占 20%。其遗传规律多数符合常染色体显性遗传，少数病例呈常染色体隐性遗传和多基因遗传。遗传性偏头痛患者中女性占多数，由母亲传给女儿，可隔代遗传。偏头痛患者中有遗传家族史者约占 51%，普通型偏头痛约占 1%，两者有显著差别；父母双方皆患偏头痛，其子女发病率高达 76.5%；有阳性家族史的偏头痛患者，发病年龄较早，病程持续时间长。

偏头痛的原因尚不明确，目前认为，其发病机制与遗传、离子通道、神经递质和脑环路相关。

第三十节 头痛与心脏病有关系吗？

在临床工作中，我们发现很多头痛患者同时患有冠心病等心脏疾病。头痛与心脏病真的有关系吗？

随着医学的发展，人们发现卵圆孔未闭可导致多种临床疾病的发生，如偏头痛、感觉神经性听力损失等。卵圆孔未闭与偏头痛的关系是目前的一项研究热点。最近的一项研究发现，56.8%的偏头痛患者存在卵圆孔未闭。经皮卵圆孔介入封堵术后，大部分偏头痛患者的症状得到了充分控制，甚至完全消失。

许多心脏病还可以引起心源性脑栓塞，包括心房颤动、二尖瓣狭窄、心脏机械瓣置换术后等，可表现为经常、反复头痛。我们经常在阅片时会看到心脏病患者的头颅 MRI 上有多发的小梗死灶，追问病史得知患者伴有反复发作的头痛。

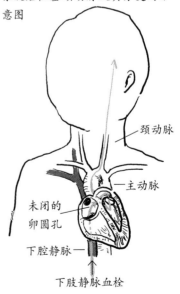

卵圆孔未闭，静脉血栓流入动脉系统后阻塞颈动脉及其分支的示意图

颈动脉

主动脉

未闭的卵圆孔

下腔静脉

下肢静脉血栓

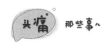

因此，在防治头痛的同时，一定不能忽视对患者心脏病的预防及诊治。

第三十一节　头痛与脑卒中有关系吗？

提及脑卒中，进入脑海的大多是大力科普的"120"症状，即一张脸不对称、两只胳膊不对称且无力和不能聆听清除语言，谈及头痛的却很少。这也是很多患者会提出的问题：脑卒中与头痛有关系吗？

《脑卒中那些事儿》中讲到，脑卒中可以分为出血性脑卒中和缺血性脑卒中。其中，出血性脑卒中的头痛症状更为明显。头痛常常位于出血侧的头部，颅内压力增高时，疼痛可以发展到整个头部，还常常伴有呕吐、不同程度意识障碍等症状。同时，头晕常与头痛伴发，特别是在小脑和脑干出血时。对于缺血性脑卒中，头痛症状也可能会出现。在很多研究中发现，急性缺血性脑卒中患者头痛的患病率在 8% ～ 34%，头痛持续时间为 3 天左右。此外，头痛在脑卒中后遗症期也很常见，约一半的脑卒中患者会发生，多数为偶发、轻度、压迫性头痛，每次头痛发作持续数分钟至数小时。

现有的许多研究认为，脑卒中相关的头痛按照国际头痛分类及诊断标准（ICHD-III）可以认为是紧张性头痛。这就提示我们脑卒中也是一种身心疾病，想要达到好的脑卒中治疗效果，除早期发现、早期治疗外，良好的心情和心态也有助于疾病的恢复。

第三十二节 头痛与糖尿病有关系吗？

糖尿病是一种常见的内分泌紊乱性疾病，大多数患者的血糖比较高，免疫力较低，有感染并发症的风险。根据调查结果显示，糖尿病患者容易偏头痛。就糖尿病的患病群体来看，患者的平均年龄为（46.21±3.15）岁，而有偏头痛症状的糖尿病患者占糖尿病患者总数的 7.89%，且多数发生在一些年龄比较小的群体中。

糖尿病引发头痛的机制至今尚未明确。但有研究显示，糖尿病所致的多发神经性病变能降低脑血管反应，促使血管扩张、神经传导异常（一氧化氮、去甲肾上腺素和 P 物质等多种神经传导束在神经末端减少），这可能与头痛的发生机制有关。另外，胰岛素抵抗也被发现与头痛有关。最近的一项小型病例对照研究发现，非肥胖头痛人群中存在胰岛素抵抗。

虽然糖尿病引发头痛的作用机制尚未明确，但有研究显示，

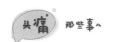

糖尿病患者及糖耐量异常人群的头痛患病率均高于正常人群。在治疗过程中，主要通过药物缓解患者的头痛情况，减少头痛次数及持续时间。

第三十三节　头痛与高血压有关系吗?

头痛是神经系统发病率最高的疾病，头痛分为原发性头痛和继发性头痛。在继发性头痛中，继发于高血压的头痛属于"继发于内环境紊乱的头痛"亚型的一种。与继发性头痛相比，普通人群的头痛仍以原发性头痛为主。

根据 ICHD-III，继发于高血压的头痛分为 5 种子类型，分别为源于高血压危象而无高血压脑病的头痛、源于高血压脑病的头痛、源于嗜铬细胞瘤的头痛、源于子痫前期或子痫的头痛、源于自主反射障碍的头痛。研究发现，与无高血压的头痛患

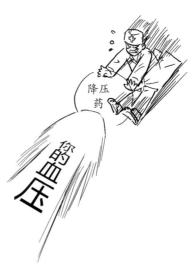

者相比，合并高血压的头痛患者头痛发病更晚；而与无头痛的高血压患者相比，合并头痛的高血压发病更早；高血压病程越长和血压控制越差的患者，头痛的患病率越高。有高血压的发作性头痛患者更易向慢性头痛转化，且原发性头痛还可作为某些人群高血压预测因子。

头痛与高血压的关系存在多样化，患者血压升高的程度不同，其继发头痛的表现也有差异。而高血压若合并不同类型的原发性头痛，其对抗高血压药和改善头痛的药物的反应亦有区别。目前，重度高血压导致继发性头痛已得到证实，但轻、中度高血压与头痛的关系目前尚无统一结论。

第三十四节　头痛与痛风有关系吗？

史料记载，西方历史上许多著名的帝王将相均患有痛风，比如凯撒大帝、路易七世、马丁·路德等。随着现代生活水平的提高，人们过多地摄入富含嘌呤的肉类、酒类，我国痛风患者已近过 8000 万人，而且正以每年 9.7% 的年增长率迅速增加。痛风已经成为我国次于糖尿病的第二大代谢类疾病，威胁着人们的健康。

痛风是由于嘌呤代谢障碍和 / 或尿酸排泄减少，使尿酸在血液中聚集，血尿酸浓度超过饱和限度而引起组织损伤的一组疾病。肾脏是痛风患者除关节以外最常受到侵犯的部位，又称之为痛风性肾病。痛风性肾病是指原发性或继发性高尿酸血症伴尿酸（或尿酸盐）沉积于肾，引起以肾结石、梗阻、间质性肾炎、急性或慢性肾衰竭为表现的肾脏疾病。

痛风患者体内的尿酸长期处于高水平，肾脏也长时间处于超负荷的"劳动强度"下，内部的"零件"耗损较大。因此，血尿酸在过饱和状态下，尿酸盐结晶沉积于肾脏组织，导致肾脏慢性的间质性炎症，使肾小管变形、萎缩、纤维化、硬化，进而影响到肾小球的小血管，引起肾小球高压力，导致慢性肾小球肾炎。随着病情的进一步恶化，患者会出现肾性高血压、肾功能不全等。而血压的增高会导致脑血管痉挛，使脑组织供血不足，就会引起头痛、头晕等症状。

患有痛风性肾病的患者应当积极治疗痛风，使血尿酸保持正常，尽量减少或终止痛风急性发作，防止并积极治疗泌尿道感染，有肾盂积水及泌尿系结石者应尽早予以彻底治疗。建议患者定期做尿微量白蛋白的测定和尿常规、血尿酸、肾功能的检查，以便及时掌握病情变化。高血压患者应积极治疗高血压，使血压保持在正常范围。

痛风患者应对高蛋白物质和高嘌呤食品，如肝、肾、胰、脑、肉等敬而远之，建议患者低蛋白饮食，低蛋白饮食可减慢肾小管的损伤、延缓肾小球滤过率的下降，还可使尿蛋白排泄量减少。患者平时应适当运动，如游泳、慢步行走、打太极拳等，这些运动有助于降低血尿酸值，亦可增强心功能。

第三十五节 头痛与肾脏疾病有关系吗？

肾脏疾病，如肾炎、尿毒症、肾功能不全及肾性高血压等除可引起水肿、血尿、高血压等常见症状外，亦可引发头痛。一方面，是由于体内有毒的代谢产物不能及时从肾脏排出，在体内积蓄过多而引起全身血管、组织的代谢紊乱，从而产生头痛；另一方面，是因为在疾病发生过程中，肾脏排泄钠、水的能力减退，出现水钠潴留及肾素－血管紧张素－醛固酮系统激活，导致血容量增加，血压增高。而血压的增高，可导致脑血管痉挛，使脑组织供血不足，从而引起头痛、头晕等症状。

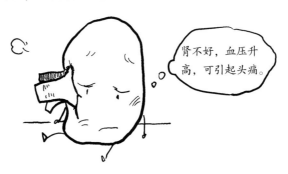

肾不好，血压升高，可引起头痛。

肾脏疾病引起的头痛，可以选择利尿剂或钙通道阻滞剂类降压药进行治疗，这两种药能有效降低血压且对肾功能损害较少。降压药通常从低剂量开始，如血压未能达到目标，应当根据耐受情况增加该药的剂量。若第一种药无效，应选用合理的联合用药。严重肾脏疾病患者也可通过透析除去体内过多的水、钠，达到降压的目的。在血压控制住以后，头痛一般就可以得到缓解。

我们提倡健康的生活方式，包括正确对待环境压力、保持正常心态、消除不利于心理和身体健康的行为和习惯，以减少高血压及其他心血管疾病发生的危险。平时也要合理运动和休息，注意不能熬夜，不能过度劳累，不能吸烟、酗酒、暴饮暴食，忌用肾毒性药物。在饮食方面注意低盐、低脂、低蛋白原则，避免增加肾脏的负担，降低心、脑、外周血管等并发症的概率。

第三十六节 头痛与血脂有关系吗？

血脂是血浆中的中性脂肪（甘油三酯和胆固醇）和类脂（磷脂、糖脂、固醇、类固醇）的总称，广泛存在于人体中，它们是生命细胞基础代谢的必需物质。那么，头痛是否与血脂有关？

目前并没有直接的临床证据可以表明高血脂会导致头痛，但是很多高血脂患者存在头痛的症状，这可能是因为患者长期处于高血脂的状态，并且未服用药物调节血脂，使脂肪堆积在血管内，造成血管硬化，导致血管痉挛或脑梗死，造成脑供血不足所致。因此，如果头痛的症状

这里的血管像垃圾堆，过不去了

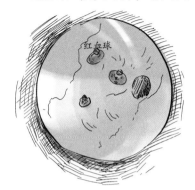

比较严重，还是建议去医院查明一下病因，做相关检查，如头部CT 或 MRI、血常规、血糖、血脂，以便确诊。因为导致头痛的原因有很多，及时干预治疗才会取得较好的疗效。

第三十七节 头痛与哪些药物有关系？

头痛与药物的关系有两种，一种是治疗头痛的药物；一种是引起头痛的药物。

治疗头痛的药物需要根据具体的病情而定。因为头痛是临床上常见的一种症状，可见于多种疾病，不同疾病引起的头痛，需要用不同的药物进行治疗。例如，①高血压引起的头痛，需要

按时、规律服用降压药物，血压控制平稳后才能有效缓解症状；②如果是颈椎病引起的头痛，需要服用对症治疗药物，也可通过中医理疗（如针灸、按摩等方式）改善头痛；③紧张性头痛可服用非甾体类的消炎镇痛药对症治疗；④血管性头痛，治疗一般是使用镇静、镇痛药物，患者还可以服用一些解痉止挛的药物；⑤咳嗽头痛考虑是感冒引起的，可以测量体温，服用感冒药或头孢类的消炎药来进行治疗。如果单纯地以镇痛为目的，主要药物包括非甾体消炎镇痛药、中枢性镇痛药和麻醉性镇痛药。一般的非甾体消炎镇痛药有布洛芬、罗非昔布、塞来昔布等。中枢性镇痛药主要适用于较严重的头痛，包括曲马多等，还有一种麻醉性镇痛药是吗啡、哌替啶等。

可引起头痛的药物，我们可以分为3类。

1. 药物引起脑血流量增加或脑缺血导致头痛：某些药物，如硝苯地平、卡托普利等，有选择性扩张冠状动脉、脑血管的作用，可增加冠状动脉血流量和脑血流量，同时还有扩张周围血管的作用，可使血压降低，血压如果过低，就会导致脑缺血，引起头痛、头晕等。

2. 药物引起双硫仑样反应导致头痛：头孢菌素、甲硝唑有抑制乙醛脱氢酶的作用，可使体内乙醛蓄积，出现双硫仑样反应而表现出头痛。

3. 某些药物引起头痛的机制不明：如静脉滴注红霉素、白霉素引起头痛的机制不明，可能是局部刺激引起，脑脊液中药物浓度虽不高，但也可以刺激脑膜引起头痛；吲哚美辛片引起头痛的机制不明。

第三十八节　头痛与同型半胱氨酸有关系吗？

同型半胱氨酸是一种含硫基氨基酸，是蛋氨酸代谢产物，多来源于蛋类、坚果、肉类等。那么头痛与同型半胱氨酸有关系吗？

咱们先追溯历史。1933 年，美国麻省总医院急诊科接待了一名 8 岁的儿童，其已经头痛、呕吐 4 天，在追问病史及体格检查中发现其思维、发育迟缓，虽积极治疗但孩子最终还是离开了人世间。在尸检后发现，其致命原因是动脉粥样硬化性病变所致脑梗死。为何一名儿童死于脑血管病呢？在其后数十年的流行病学调查及研究表明，同型半胱氨酸参与动脉粥样硬化发生全过程。首先，氧化应激反应导致内皮细胞和内质网损伤，破坏机体凝血和纤溶之间的平衡，使机体处于血栓前状态，进一步引起血管平滑肌细胞的增殖和胶原合成，加速低密度脂蛋白的氧化，从而使泡沫细胞增加，导致血管壁增厚及斑块形成。

高同型半胱氨酸血症是脑血管病的独立危险因素之一，尤其

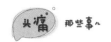

年轻人的脑卒中常伴有血浆同型半胱氨酸的升高，老年人高血压合并高同型半胱氨酸血症称为 H 型高血压。研究表明，其水平的升高与脑血管病呈正相关，所以当同型半胱氨酸明显增高时，会加速动脉粥样硬化的发生，随之出现血压升高。当血压升高突破了脑自身调节范围时，脑组织血流灌注过多，就会出现以头痛为主的症状及相应的体征。因此，头痛与同型半胱氨酸有着密切的关系。

第三十九节 头痛为什么会恶心、呕吐？

头痛伴有恶心、呕吐是非常常见的，主要有以下原因。

1. 临床上多见的头痛类型有偏头痛、紧张性头痛、丛集性头痛等，当头痛剧烈时自主神经功能紊乱，导致胃肠道的蠕动和收缩发生异常，就会出现恶心、呕吐。

2. 如果患者出现发热，要注意有可能是颅内感染。颅内感染的患者会因为颅内组织水肿、脑脊液循环障碍等原因引起颅内压增高，继而出现头痛伴随恶心、呕吐。

3. 如果头痛起病突然，比较剧烈，伴肢体麻木无力，多是脑出血、蛛网膜下腔出血等出血性疾病引起，此时颅内血肿压迫周围的脑组织，脑组织继发水肿，颅内压急剧升高，继而会出现恶心、呕吐。

4. 如果头痛起病较慢，逐渐加重，伴有肢体麻木无力，考虑颅内占位性病变，如颅内肿瘤等，由于肿瘤组织生长及周围的脑组织受挤压后水肿，引起颅内压逐渐升高，会导致恶心、呕吐。

总之，头痛伴恶心、呕吐主要是头痛引起的自主神经功能紊乱和高颅压所致。

第四十节 头痛伴眼胀痛是什么原因?

头痛合并眼胀痛可见于功能性疾病，如过度紧张、劳累、休息不好、熬夜引起视疲劳。在视疲劳严重时，患者就可以出现眼胀痛伴头痛。建议患者首先调整生活方式，同时进行眼部热敷及按摩，必要时可以应用缓解眼部疲劳的眼药水。

头痛、眼胀痛，临床上还可以见于偏头痛发作、紧张性头痛、丛集性头痛。患者有头痛反复发作的病史，严重时头痛还伴恶心、呕吐。此时可以给予患者非甾体类抗炎药，如布洛芬、对乙酰氨基酚，必要时还可以应用麦角胺制剂、曲普坦类药物等治疗。

头痛、眼胀痛还可见于青光眼等眼部疾患。青光眼可导致眼内压增高，出现眼胀痛、刺痛，伴头痛，严重时出现恶心、呕吐、视力下降等，建议患者就诊眼科，测眼压并给予降眼压等治疗。

三叉神经痛，尤其是三叉神经分支——眼神经支出现病变，疼痛以后会出现头痛、眼眶及周围胀痛等症状。

高血压患者血压持续性升高也可能出现头痛、眼眶疼痛。

其他疾病，如脑出血、颅内占位、颅内静脉血栓形成等引起颅内压增高的病变，会引起头痛、眼球胀、眼眶疼痛等。

第四十一节　外伤引起头痛怎么办?

首先，观察病情的严重程度。如果只是轻微的脑震荡引起的头痛，一般不需要过度的治疗，只需要适当休息，继续观察，通常可以自行缓解，必要时给予对症镇痛治疗。

外伤直接引起头皮裂伤导致的头痛，除在神经外科给予相应处理以外，还要口服镇痛药缓解疼痛，如果疼痛不严重且不影响日常生活及睡眠，则不需要用药。

另外，如果外伤引起的头痛比较严重，出现恶心、呕吐，建议及时就诊，行头颅 CT 检查明确有无颅内出血，出血量大的话需要通过手术的方式进行治疗。

头部外伤后引起的综合征中一般有焦虑或抑郁情绪，同时有血管性头痛，此种头痛即使外伤痊愈以后仍有可能反复发作。如果对患者生活影响较大，可以口服中成药进行调理。如果焦虑、抑郁情绪较明显，建议口服抗焦虑或抗抑郁的药物。

第四十二节　哪一类型头痛是"大病"前兆？

部分头痛患者会认为自己脑内长肿瘤而反复检查，而部分患者却不把头痛当回事，以致延误治疗。以下几种情况出现的头痛是"大病"前兆，要提高警惕。

1. 蛛网膜下腔出血：一生中从未感到的电击样剧痛

很多人没听说过蛛网膜下腔出血，但对脑出血很熟悉。其实，蛛网膜下腔出血就是脑出血的一种特殊类型。

蛛网膜下腔出血大多是突然发病，患者最典型的症状就是头部剧烈疼痛，这种头痛像闪电一样突如其来，1 分钟内即可达到疼痛高峰，可持续 1 小时，又称霹雳样痛。它是致命脑血管病的一种典型特征。除了电击样头痛之外，本病还常伴有恶心、呕吐症状，大部分患者还会出现昏迷、癫痫发作、后颈部僵硬的表现，

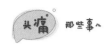

偶尔会有发热及心律不齐的症状，所以任何一个患者突然出现剧烈头痛或电击样的头痛，特别是接踵而来的颈后痛，都应该考虑是不是有蛛网膜下腔出血。另外，有少数轻症的蛛网膜下腔出血患者仅表现为轻微的后枕痛和上颈痛，也需要注意。对于蛛网膜下腔出血最有价值的无创性辅助检查是 CT，24 小时之内它的敏感性可以达到 90% 以上。

出血诱发头痛的原因主要有三种：第一，血液进入蛛网膜下腔对脑膜产生刺激，或者是一些毒性产物对脑组织造成巨大的刺激性，引起头痛；第二，在发生大量出血后，颅内压明显增高，引起头痛；第三，脑脊液回吸受到阻碍，在蛛网膜下腔积聚过多，诱发脑积水，进而出现头痛。

一旦确诊为蛛网膜下腔出血，首先应该控制出血，降低颅内压，这能够有效减少并发症的出现；其次，尽早进行脑血管造影检查，如果在检测过程中发现动脉瘤或血管畸形，也需要在第一时间选择血管介入治疗。如果患者的情况并不是很严重，还应该绝对卧床休息至少 4 周，在整个过程中避免用力大小便，尽量不要剧烈咳嗽，密切观察患者的生命体征。

2. 头痛＋颈部僵硬＋发热：颅内感染的典型症状

任何原因、任何部位的颅内感染，其主要及首发的症状就是头痛。

脑膜炎就是我们最常见的感染原因之一，包括细菌、病毒、结核杆菌、真菌等病原体感染，不论何种病原体所致的脑膜炎，头痛常常是患者非常突出的临床表现。脑膜炎引起头痛主要是由脑膜受炎症侵犯，发生脑膜、脑组织水肿，炎性渗出，颅内压增高所致；此外，炎性渗出物、病原体毒素及感染过程中产生的有害物质可使颅内血管扩张，从而引发头痛；还有脑膜本身直接受到刺激，颈部肌肉强直收缩，也可以产生头痛。

　　脑膜炎的头痛一般先有发热或头痛与发热同时出现。头痛在

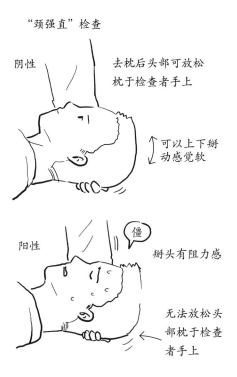

"颈强直"检查

阴性

去枕后头部可放松
枕于检查者手上

可以上下掰
动感觉软

阳性

僵

掰头有阻力感

无法放松头
部枕于检查
者手上

急性期和严重时最剧烈，表现为弥漫性痛，可呈胀痛、跳痛、敲击痛、裂样痛，摇头、咳嗽或震动身体都可使头痛加剧，并可伴有喷射性呕吐、颈部僵硬、颈痛。临床上常见的脑膜炎有急性化脓性脑膜炎、结核性脑膜炎、病毒性脑膜炎、真菌性脑膜炎。这类疾病病情凶险，应及早诊断，及时治疗。

脑炎也是人们经常提到的疾病，是指病原体侵犯脑实质而引起的炎症，常常引起头痛。第一，脑炎患者多有高热，发热时脑血流量增加，各种病原体的毒素刺激血管，使颅内血管弥漫性扩张，引起血管性头痛；第二，脑实质出现炎症，进而发生广泛性脑组织坏死、软化、出血、肿胀、颅内压增高，牵拉颅内痛觉敏感组织而头痛；第三，脑实质的炎症可波及脑膜，产生反射性肌收缩性头痛。常见的脑炎有细菌性脑炎、病毒性脑炎、真菌性脑炎、寄生虫性脑炎。病因明确的有流行性乙型脑炎、单纯疱疹病毒脑炎。

寄生虫感染，是指猪绦虫等寄生于脑部所致。由于人误食猪绦虫的虫卵等原因虫卵进入人体并在十二指肠处钻入肠壁，经过血液循环至全身，其可寄生于皮下组织、肌肉、脑、心、肝、肺等，寄生于脑即称为脑囊虫病，脑囊虫病造成头痛主要是由于颅内压增高、颅内炎症、脑膜受到刺激、蛛网膜粘连，进而刺激、牵拉三叉神经根、颈神经根等而造成的头痛。

3. 头痛＋单侧身体麻木无力：脑梗死、脑静脉血栓

缺血性脑梗死的头痛往往没有颅内出血的头痛显著，易被

忽略或被其他严重的神经功能缺损症状（如肢体偏瘫、言语障碍等）所掩盖。但缺血性脑血管病中头痛并不少见。究其原因，目前科学家们也不能得到准确的答案，但通过大量的科学实验，有一些结论还是值得我们去了解的，如三叉神经血管系统激活后使脑膜血管内的三叉神经末梢释放 P 物质、前列腺素及降钙素基因相关肽等血管活性神经肽，可引起脑膜血管的扩张和炎症反应，从而引发头痛。除此之外，头痛可能与脑梗死急性期释放的凝血因子、炎性因子、兴奋性毒性物质相关，如血小板在聚集过程中释放的 5- 羟色胺和前列腺素。

心脏泵血后通过动脉向大脑供血，以支持"司令部"操控人体的各项活动。活动完成后，血液又经过脑静脉流回心脏，形成血液循环。如果其中脑静脉回流通路受阻，就会形成血栓栓塞——脑静脉血栓，严重时可导致血管中的血液聚集、血管破裂和出血，非常危险。脑静脉血栓的典型症状可持续一周或以上，且会有越来越严重的头痛，及单侧身体麻木无力。一旦出现以上症状，要立刻就医。

4. 头部两鬓疼痛 + 视物障碍：巨细胞性动脉炎

巨细胞性动脉炎又称肉芽肿性动脉炎、颅动脉炎，因为它是一种特殊形式的老年性血栓性动脉炎，而且多发生在颞动脉，所以又称颞动脉炎。目前仍认为巨细胞动脉炎是一类病因不明的系统性、坏死性血管炎，主要累及从主动脉弓发出的大动脉和中动

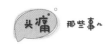

脉，尤其以颞动脉多见，但是全身其他部位的血管也可以受累，由于炎症部位可以形成肉芽肿，并含有数量不等的巨细胞，所以得名为巨细胞性动脉炎。

巨细胞性动脉炎通俗点说就是动脉发炎，主要累及颅内动脉，尤其是太阳穴附近的颞动脉。如果不治疗可能会诱发脑卒中和失明，对健康危害极大。2008 年刊登在《加拿大眼科杂志》上的一项研究结果发现，头痛和视力下降是巨细胞性动脉炎的显著特征。这种头痛一般为搏动性跳痛，且持续不缓解，多位于一侧或两侧颞部。该病典型的临床表现为头痛、间歇性下颌运动障碍和失明三联征，这是相应血管受累缺血的表现。除头痛外，患者还可以有发热、消瘦、乏力、肌痛等全身症状，体检还可以发现颞动脉的庞大结节、搏动消失及头皮的触痛，其他部分的血管受累也有相应的症状。

5. 头痛 + 颈部疼痛：头颈动脉夹层

以头痛及颈部疼痛为症状的头颈动脉夹层患者的疼痛往往是突发的，头痛的性质常表现为偏头痛，可呈持续性或间断性。平日里突发的头和颈部同时出现剧痛，更应该警惕颈动脉夹层。

颈动脉夹层，顾名思义，颈部动脉不再是一根完整通顺的血管，而是被撕裂后出现分层和夹道。一旦血液进入血管壁，就可能会在血管壁内形成血栓或血肿，诱发卒中或动脉破裂出血，危及生命。如果继发血栓，血栓跑到脑动脉的末梢，会引起头晕，甚至引发脑梗死，导致口眼歪斜、言语不清。

颈动脉夹层往往可以通过超声发现，可以进一步做动脉CT造影，或者是专门的脑血管造影来明确诊断。对于症状轻微者，可以通过保守治疗，让夹层通过血栓闭塞血管固定，这样就形成血肿，把夹层封闭掉，血管还可以恢复正常。如果夹层越撕越大，需要进行早期手术，包括开刀修复和支架植入。

因此，面对头痛，任何人都不应该麻痹大意，应向专业的医务工作者请教或咨询，及时治疗防控"大病"。

第四十三节　感染、发热时为什么会头痛?

大家可能会有这样的同感，感染、发热时会有全身不适，如酸懒、疲乏、肢体无力、头痛、鼻塞等；体温增高后，头部就像戴箍一样发紧发沉，前额、枕部或双侧头部经常出现钝痛、胀痛或跳痛。所以很多人有这样的认识：凡是发热后，总会出现头痛这一表现。

那么，发热是如何导致头痛的呢?

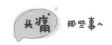

在正常情况下，我们的颅内有下丘脑这样一个解剖组织，下丘脑存在着管理产热和散热的中枢，能分别感受来自外界环境和体内温度变化的信息，通过自动调节皮肤血管的舒张和收缩、汗腺的分泌或骨骼肌的运动方式来保持体温，使之恒定于36.2～37℃，以保证体内各种代谢得以顺利进行。发热异常是这一中枢功能失调的结果，凡是感染、中毒、脱水、过敏、内分泌失调或其他理化因素都可以引起机体发热。

发热时交感神经处于兴奋状态，还能产生大量儿茶酚胺。这些物质都有致痛和扩张血管的作用。血管扩张会牵拉血管的痛觉末梢神经，可引发头痛。

不仅如此，很多致病因素本身也能直接引起头痛，如上呼吸道感染累及鼻旁窦导致鼻源性头痛；病原体毒素直接作用于血管可造成小血管扩张麻痹、通透性增加，感染侵犯脑膜时可以引起炎症反应和颅内压增高性头痛。

当面部发生炎症，尤其炎症发生在"危险三角区"内时，就可能将面部炎症传播到颅内（细菌等可随血液向上逆流进入颅内），产生颅内感染。面部（包括眼部及鼻部）静脉无静脉瓣，任何病菌都可经过静脉回流停留在海绵窦，使血流缓行，被感染的血凝块进入海绵窦后，可引起静脉内皮细胞的水肿，形成海绵窦血栓性静脉炎，进而导致颅内感染。颅内感染是非常严重且病死率较高的疾病，发病急骤，病情凶险，要引起重视。专家提醒，如果面部长疖肿或痘痘，尤其是"危险三角区"的疖肿和痘痘，千万不要乱挤，容易引发炎症。

可以说，发热和头痛不过是被感染的机体对致病因素的不同反应而已。

第四十四节　一些气味为什么会引起头痛？

"难闻极了，熏得我头痛！"这话时常可以听到。人们嗅到一些气味后会产生厌恶心理，如长时间接触则会诱发头痛。这类气味多属于刺激性的化学气体，它们的分子弥散在空气中，经过人鼻腔黏膜上的嗅细胞传导，直接刺激位于额叶底部的嗅中枢，通过额叶、边缘系统、和情绪有关的中枢及传导通路，会指导人们做出相应的反应。这一过程提示一些气味导致的头痛，主要是通过情绪反应引起的。

在接触一些气味时，神经兴奋同样可使大脑中的多种致痛物质释放。例如，吸入刺激性大的气体（如氨、二氧化硫、硫化氢、臭氧及神经性毒剂等），可直接造成黏膜的感觉神经损伤、血管内皮细胞破坏、血管麻痹扩张，产生剧烈头痛，这是中毒的早期症状，也是机体的保护性反应。

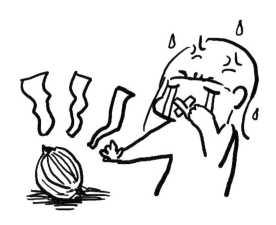

　　研究发现，头痛也与许多不良气味有着密切的关系，超过50%的头痛患者对某种特别的气味敏感，这种现象被称为"气味恐惧"。女性对气味尤其敏感，70%的女性患者表示，一些气味可诱发头痛。接触某种气味几分钟，头痛就会发作。科学家表示，避免诱发因素是防止头痛的重要措施。

　　美国芝加哥嗅觉与味觉治疗与研究基金会曾经发现，一名26岁女性患者闻生洋葱或大蒜气味会导致"头痛"，如果接触这些气味1小时，她不仅会头痛发作，并且有眼鼻灼痛、恶心、疲劳、嗓子痛、迷糊、心悸、舌头痛、颈部痛等症状。医生对其实施"塞鼻疗法"，用薄荷抵消洋葱或大蒜气味后，患者头痛症状随之得到缓解。其原因是洋葱等刺激性气味会导致大脑中负责气味和情感的区域发生变化，进而诱发情绪改变。另一种解释是，洋葱等气味会刺激三叉神经，导致疼痛感出现。

英国利物浦大学临床学专家、沃尔顿神经病学与神经外科研究中心神经病学专家尼古拉斯·西尔弗博士表示，头痛的常见气味诱因包括气溶胶、烹饪油烟味、香烟等。所以不良气味导致的头痛也是多因素的，因吸入某种气味而导致头痛的患者，应该注意佩戴好口罩，避免过多吸入刺激性气味。

第四十五节　脑出血引起的头痛有什么表现？

脑出血导致的头痛多是突然发生的，患者头痛的程度通常非常剧烈，而且头痛并不是单一形式。如果是在小脑部位的出血，会导致患者的后枕部出现剧烈的、炸裂样的疼痛，患者除了有头痛的症状，同时会伴有喷射样的呕吐、走路不稳、平衡障碍等表现。如果是大脑部位的出血，患者也会有头痛的症状，但是会表现为偏侧的肢体功能障碍或意识丧失，患者的生命体征不平稳，这些都属于脑出血头痛的伴随症状。蛛网膜下腔出血通常在患者活动、情绪激动、用力的情况下出现，头痛的程度非常剧烈，难以忍受，患者会感觉到犹如要炸裂一样的头痛。

脑出血在临床上是比较常见的疾病，也是一种急、危、重型疾病，是颅内血管破裂、血液从血管内溢出、溢进颅腔内部或者

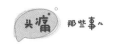

脑组织内部的疾病。脑出血引起头痛的常见原因，一方面主要是硬脑膜的牵张；另一方面是大血管的痉挛。脑出血时，颅腔的压力会随出血量增多而升高，由于颅腔的痛觉神经在硬脑膜上分布比较多，硬脑膜也会因此受到牵张，所以患者会感觉到高颅内压的头痛。另外，在大血管上，神经末梢分布是比较多的，患者出现血性的脑脊液，刺激大血管，会导致大血管收缩、痉挛，从而刺激痛觉神经，使患者感觉到比较明显的头痛。

还有一些脑出血是浅表性的，靠近大脑皮层。出血发生后，它可以突破大脑皮层进入蛛网膜下腔。蛛网膜下腔的血性脑脊液刺激脑膜的神经，可引起更严重的头痛。

对于脑出血后的头痛，可以先进行镇痛治疗，如口服尼莫地平，解除血管痉挛，缓解疼痛症状。如果检查时颅内压升高，可使用消肿和脱水的药物，如甘露醇。特别严重的患者还可以做腰椎穿刺治疗，腰椎穿刺一方面可以测量颅内压；另一方面还可以通过释放部分脑积液，降低颅内压，缓解头痛。此外，积极治疗脑出血本身是非常必要的。如果脑出血量较大，可以通过手术清除淤血，使用一些止血药物来防止出血量的进一步增加。

脑出血可以导致大脑功能破坏，引起肢体运动、感觉等功能障碍。尽管出血可被吸收，但对脑组织造成的损害可能短期内并不能完全恢复，需要慢慢康复。在患者卧床休养期间，要注意保持安静，密切观察患者的血压、心率、呼吸变化情况，定期检查瞳孔。

第四十六节　癫痫会导致头痛吗？

头痛与癫痫是神经系统常见的症状和／或疾病，而且癫痫可以引起头痛。在临床上，癫痫患者头痛可分为癫痫围发作期头痛（发作前期、发作期及发作后期头痛）和发作间歇期头痛，即与癫痫发作无关的头痛（头痛始发时间往往在癫痫发作后3小时后，或者与癫痫发作时间无直接关系的头痛）。

头痛与癫痫是常见的发作性疾病，都以发作性、短暂脑功能障碍为临床特征，不发作时无任何不适感。二者存在多种重叠表现，包括视觉、胃肠道、自主神经、感知觉症状及头痛。两者可同时存在。对于有些患者，头痛和癫痫不是对方的危险因素；对于有些患者，头痛是某种癫痫或癫痫综合征的表现。

在ICHD-III分类中，明确提出了3种头痛相关性癫痫：①有先兆头痛触发的癫痫样发作，在有先兆头痛发生过程中，或者发作后1小时内出现一种类型癫痫发作；②癫痫性偏侧头痛，头痛在局灶性癫痫的发作期发生，与癫痫样放电同侧，在癫痫发作终

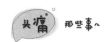

止后即刻或很快缓解；③癫痫样发作后头痛，头痛由癫痫发作引发，在癫痫发作后 3 小时内发生，并在发作终止后 72 小时内头痛自行缓解。国际抗癫痫联盟的癫痫分类中，尚没有明确的与头痛相关的癫痫定义。

第四十七节　头痛是颈椎病导致的吗？

颈椎病又称颈椎综合征，是由于颈椎长期劳损、骨质增生、椎间盘脱出、韧带增厚，致使颈椎脊髓、神经根或椎动脉受压，出现一系列功能障碍的临床综合征。其中头痛就是颈椎病导致的常见症状之一，根据患者的病变部位和受压的神经、血管等组织的不同及病变的轻重程度不同，头痛情况也有所不同。颈椎病性头痛主要有以下几种。

1. 局部性头痛：颈椎病引起的局部性头痛，多呈钝痛或隐痛，少数患者表现为刺痛。这是由颈椎关节之间位置的改变而引起的颈部肌肉疲劳、紧张，使颈椎的结构稳定性失衡导致的。多与睡姿不当有关，晨起多见。

2. 头痛伴放射性的上肢痛：伴上肢的放射性疼痛，是神经根型颈椎病常见的症状。其临床上主要表现为沿上肢向手部的放射性疼痛，是脊神经根受突出的椎间盘髓核或骨质增生的刺激、压迫或牵拉所致。疼痛的分布区与病变部位的脊神经支配区相一致，多为刺痛，常伴麻木感及感觉的缺失。

3. 血管性头痛：颈椎病引起的血管性头痛是椎动脉型颈椎病常见的临床症状，由于颈椎病变导致椎动脉受到压迫或刺激，使椎动脉的供血不足而引起。临床上常表现为偏头痛，且多为一侧，局限于颞部，发作短暂，呈跳痛或灼痛，常伴眩晕及突然猝倒，每次发作多与旋颈或颈部侧弯有关。

4. 头痛伴牵涉性内脏痛：颈椎病头痛的患者，可出现牵涉性的内脏疼痛。这主要是颈椎病变部位压迫支配内脏感觉的神经所致。如头痛的患者伴心绞痛与胃痛时，应高度警惕颈椎病的发生。

第四十八节 怀孕后头痛是怎么回事？

怀孕后是否会发生头痛，与每个人的个体差异有着密切的联系。临床工作中发现，一部分怀孕女性伴有头痛的症状。到底是什么原因导致怀孕女性容易发生头痛，我们总结出以下几个方面。

1. 妊娠反应：在妊娠的早期，头痛可能与激素水平的变化有

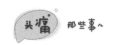

关；到了妊娠的中晚期，妊娠反应好转，头痛自然就会好转。

2.妊娠高血压：血压明显升高会引起剧烈头痛，并可伴视物模糊。

3.紧张性头痛：孕妇在怀孕期间情绪往往比较不稳定，也容易紧张、焦虑和睡眠障碍，会出现头部的重压感。

从引起头痛的原因来看，短暂的、一过性的头痛不需过分紧张，只需保持情绪稳定、按时作息、保证睡眠，就可以达到减轻头痛的目的。

第四十九节　贫血会引起头痛吗?

一般情况下，如果是轻度贫血，不会引起头痛的表现。但是如果贫血比较重的话，可能会出现头痛、头晕、乏力，主要是因为贫血以后，患者红细胞和血红蛋白降低。血红蛋白具有携带氧的能力，如果发生贫血的话，可能会出现脑缺氧的情况，患者就会出现头痛的症状。贫血引起的头痛必须与其他原因引起的头痛相鉴别。头痛可由高血压引起，也可由脑部肿瘤引起，但是疾病引起头痛的严重程度比普通贫血导致的头痛严重；贫血导致的头痛往往比较缓和，不是剧烈头痛。

如果是贫血导致的头痛，可到医院查血常规、铁蛋白，以明确贫血原因，针对贫血的原因进行治疗，头痛即可缓解。

第五十节　中暑会引起头痛吗？

中暑时会感觉到发热、头晕、四肢无力、恶心等，那么，中暑会引起头痛吗？答案是肯定的！

人中暑后，机体会随之发生一系列变化。

首先，人在高温的环境下散热功能下降，为维持机体适宜温度，血管会扩张、增加散热，头部毛细血管较为丰富地带的血管扩张尤为明显，这就会导致头痛。

其次，高热能引起大脑和脊髓细胞快速死亡，继发局灶性的出血、水肿，颅内压升高和昏迷，而颅内压升高会导致头痛。

除此之外，中暑时人体会丢失大量体液，造成一定的离子紊乱和酸碱失衡，导致机体内环境紊乱，脑血管调节功能受损，进一步加剧脑水肿程度，使患者头痛进一步加重。

综上所述，很多由中暑引起的机体变化都会导致头痛，为防治中暑给人带来的损伤，降低中暑给中枢神经系统带来的伤害，关键在于降温。

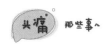

第五十一节　低血糖会引起头痛吗？

低血糖是一种十分常见的疾病。轻度低血糖常常表现为头晕、面色苍白、出汗、心悸、无力等，重度低血糖甚至会有昏迷等症状。有低血糖伴头痛的患者会询问："头痛是否与低血糖相关呢？"

我们都知道低血糖通常会导致患者出现头晕的症状，但头痛并不是特别明显。这并不意味着低血糖不会引起头痛，只是头痛多表现为钝痛或隐痛，多在清晨饭前发作，进食或口服高糖食品后症状可缓解。此外，如果患者本身存在头痛的情况，出现低血糖后可能导致头痛加重。

很多患者都认为低血糖不要紧，不会对健康产生多大的影响，而事实并非如此。大脑这个器官几乎完全由葡萄糖提供能量，当人低血糖时，提供给大脑的能量减少，会导致患者出现认知损害、行为改变、精神运动异常，血糖浓度太低时还会昏迷。因此，低血糖的危害性非常大，不仅会导致患者脑功能障碍，严重的可能还会导致中枢神经系统出现不可逆的损伤。要想避免这些危害出现，就要根据低血糖的临床病症做好对症治疗。

第二章 头痛的诊断和鉴别诊断

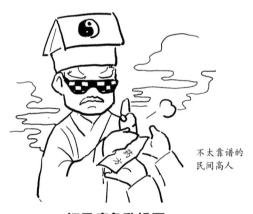

不太靠谱的
民间高人

切忌病急乱投医

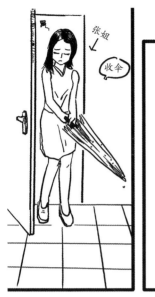

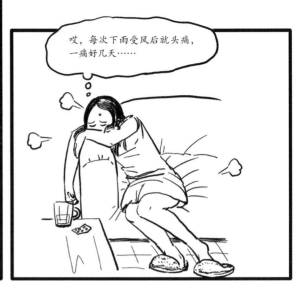

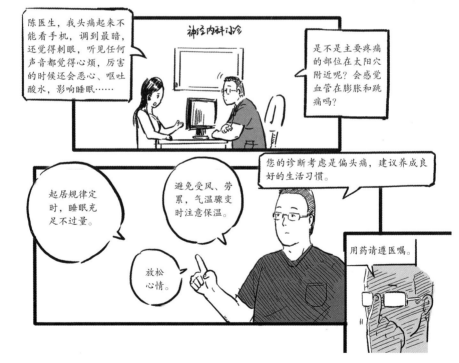

第一节 刚出现头痛，是否应该到大医院就诊?

很多朋友头痛都是在家里休息一下就好了，如果经常犯头痛的毛病，或者是休息一两分钟马上就缓解了，多数是不愿意到医院看的，更别说去大医院了。大家注意，头痛虽是十分常见的临床症状，但仍然不能掉以轻心，许多人因为没有足够的重视，没有及时就诊而延误了治疗。

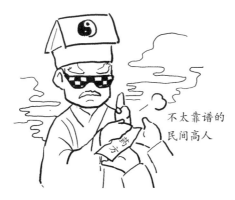

不太靠谱的民间高人

下面这些情况，建议要去医院，甚至是大一些的医院的神经内科就诊。

1. 突发性的剧烈头痛，而且是持续性、既往无类似发作、伴有神经系统体征者（所谓神经系统体征，如看东西重影，甚至偏瘫、说话不清），一定要除外一下脑动脉瘤或血管畸形引起的脑出

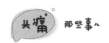

血、蛛网膜下腔出血。

2. 突发头痛，持续时间短，虽不伴有神经系统受损的体征，但经常反复多次发作者，考虑血管性头痛。

3. 慢性持续性头痛，以器质性病变起病居多，往往伴有神经系统体征，首先考虑颅内占位、颅内高压、颅内血肿等。

头痛的长短与病情轻重或预后有关，如原发性头痛，虽发病时间长，但其预后良好，无严重不良后果；而继发性头痛，如颅内出血，虽发病时间短，但病情相对凶险，且预后较差，所以当您头痛时，起病形式不论是剧烈还是轻微都需及时到医院就诊。

第二节　到医院就诊，应该先挂哪个科的号？

头痛发作可急可缓，病程可长可短，病情可轻可重，但头痛分类十分复杂，其分类有 14 种，病种达 250 多种，因此许多患者会因挂号而感到"头痛"。那么头痛该挂哪个科，咱们可以通过以下情况对号入座。

1. 头痛发作为阵发性且为偏侧，则应考虑偏头痛；双侧枕部头痛时，伴头周紧箍感，则考虑紧张性头痛；头痛伴一侧眶周痛，考虑丛集性头痛。这些情况要挂神经内科。

2. 如果头痛伴剧烈的恶心、呕吐、意识障碍，要高度怀疑蛛网膜下腔出血的可能性，要挂急诊科，或者神经内科，或者神经外科。

3. 如果头痛伴急剧的眼眶痛、复视，要考虑海绵窦动脉瘤或动、静脉畸形，要挂神经外科或神经内科。

4. 如果出现全头弥漫性疼痛伴发热、颈部僵硬，考虑颅内感染的可能，要挂神经内科。

5. 如果用眼时头痛加重，休息后缓解，是眼内外肌疲劳所致，考虑屈光不正、散光，要挂眼科。

6. 当前额部剧烈疼痛，发作时视力下降，考虑青光眼的可能性，要挂眼科，但需与颅内肿瘤鉴别。

7. 如果头痛合并鼻通气不畅或出血，可能是鼻炎、鼻窦炎、鼻咽癌，要挂耳鼻喉科。

8. 如头痛伴失眠、焦虑和紧张情绪，首先排除器质性病变，可考虑精神症状，要挂精神卫生科。

9. 如果出现突发头痛，难以忍受，不能与上述症状对号入座，建议就诊于神经内科急诊，交给专业医生来判断，以免耽误病情。

第三节　到医院后，应该告诉医生哪些信息？

患者讲述病情应简短说重点，不要长篇地谈论与此次看病无

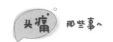

关的病情。要告知医生头痛的急缓、起病时间的长短、部位（自己说出具体位置）、疼痛性质、严重程度、有无缓解及加重；在发病前有无情绪波动、睡眠状况如何，以及近期有无服药史、外伤史、手术病史、腹泻病史、感冒；在发病前有无异常先兆；现在是否影响生活及工作等方面。

通过患者的主诉，医生可以初步诊断疾病，并会完善下一步相关检查及化验，或者协同相关科室会诊共同解决，尽快终止头痛发作，减轻痛苦。

第四节　在医院，头痛会做哪些检查?

很多朋友都有这样的疑问，头痛应该做哪些检查呢?

首先，由专科医生进行全面详细的体格检查，这是诊断的关键。体格检查包括内科查体、神经系统查体、眼科检查（眼底检查）。

其次，根据病情还要进行有针对性的影像学检查（如头颅CT、MRI、正电子发射断层成像、经颅多普勒超声）和电生理检查（如脑电图、视觉诱发电位、肌电图）。

最后，辅助检查（血尿便常规、血生化、病原学检查、脑脊液检查）。

在鉴别诊断中，应重视新发生的头痛或头痛加重病例，尤其是年龄步入老年、有肿瘤史、发热及咳嗽、从事重体力活动、睡眠中痛醒的患者；还要排除眼（青光眼、白内障）、耳（急性或慢性中耳炎）、鼻（鼻炎、鼻窦炎、鼻中隔偏曲）及口腔（牙周炎、牙髓炎、颞颌关节疾病）引起的头痛，这些需要专科医生进一步行眼底检查、鼻内镜、耳内镜、口腔及颌面部疾病等检查。另外，根据病情有必要进行简单的心理测试和精神状态的检查。

实际工作中，我们最常见的还是专科医生专业认真的查体和严谨的病史询问。必要时会建议患者做头颅 CT 或头颅 MRI。基本上这两项就可以确定 80% 左右的头痛患者的严重程度和进一步治疗方案了，个别的疑难危重头痛患者才会牵涉到上述其他方面的检查。

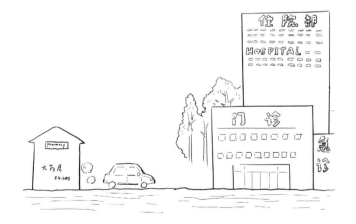

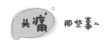

第五节　头痛有哪些类型？

　　临床一般按病因把头痛分为原发性和继发性两类。临床一般把病因迄今尚不明确及没有神经系统阳性体征的头痛称之为原发性头痛。原发性头痛包括偏头痛、紧张性头痛、三叉神经自主神经性头痛等。除了为排除其他疾病，原发性头痛一般做头颅 CT、头颅 MRI 没有实际意义。继发性头痛则包括所有病因明确的疾病引起的头痛，如高血压性头痛、蛛网膜下腔出血性头痛、感冒性头痛、颈源性头痛、鼻源性头痛、咽源性头痛、发热性头痛、尿毒症性头痛等，这种分类易于理解。

　　根据 ICHD-Ⅲ将头痛分为三大组 14 类。

　　第一组：原发性头痛

　　1. 偏头痛

　　2. 紧张性头痛

　　3. 三叉神经自主神经性头痛

　　4. 其他的原发性头痛等

　　第二组：继发性头痛

　　5. 缘于头颈部损伤的头痛

　　6. 缘于头颈部血管病变的头痛

7. 缘于非血管性颅内疾病的头痛

8. 缘于某一物质或某一物质戒断的头痛

9. 缘于感染的头痛

10. 缘于内环境紊乱的头痛

11. 缘于脑颅、颈、眼、耳、鼻、鼻窦、牙、口腔或其他面部结构病变的头面痛

12. 缘于精神疾病的头痛

第三组：脑神经痛、中枢和原发性颜面痛及其他头痛

13. 脑神经痛、中枢和原发性颜面痛

14. 其他类头痛

第六节　什么是偏头痛?

偏头痛发作时让人难以忍受，恨不得捶打头部，但是一旦突然消失，就像是你从来没有疼痛过；虽然疼得要命，但是做任何检查都没有异常；疼痛 72 小时内会自行缓解；会伴随恶心、呕吐等不适。它是临床常见的原发性头痛。2018 年世界卫生组织（WHO）报告显示，偏头痛在所有疾病负担中排第 7 位，在 50 岁以下人群疾病负担中排第 1 位。我国 2010 年流行病学

调查显示，原发性头痛的患病率为 23.8%，其中偏头痛患病率为 9.3%。

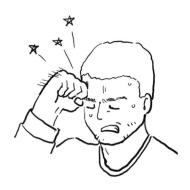

偏头痛分为发作性偏头痛和慢性偏头痛，如果没有得到及时有效的控制，发作性偏头痛有可能会转化为慢性偏头痛，严重影响患者生活质量，有可能导致睡眠障碍及焦虑、抑郁。

偏头痛常见的诱发因素有紧张、劳累、气候骤变、气压变化、强光刺激、烈日照射、过于饱腹、过于饥饿、服用扩血管药物、饮酒、食用高酪胺食物（巧克力、乳酪）等，但是偏头痛确切的病因目前还不知道。临床发现约 50% 的偏头痛患者有家族史。

虽然 60% 的人偏头痛发作在头一侧，但还有 40% 的患者头双侧都疼。偏头痛常常出现在太阳穴附近、后脑勺及眼眶后，严重的患者偏头痛会蔓延到整个头部，疼痛常表现为反复发作的单侧的中、重度疼痛，让人难以忍受，带有搏动性，可持续 4 ～ 72

小时，常常伴有恶心、呕吐、畏光、畏声及疲乏无力，少数典型病例发病前有视觉、感觉和运动障碍等先兆。

偏头痛根据发作形式可分为无先兆型偏头痛、先兆型偏头痛。其中，典型的先兆型偏头痛可分以下 4 期。

1. 发作前期：在偏头痛发作前数小时或数天，一些患者会表现出某些前驱症状，如打哈欠、疲乏、注意力不集中和颈部僵硬等。

2. 先兆期：偏头痛通常在先兆症状开始后的 15 ～ 30 分钟内发生，或与先兆同时出现。先兆期中，视觉症状最为常见，如畏光、眼前闪光、冒火花或复杂视幻觉及视野缺损、暗点、偏盲或短暂失明，常为双眼症状。另外还可出现偏身麻木、轻偏瘫、语言障碍等缺损或刺激症状。先兆大多持续 5 ～ 60 分钟，不同先兆症状可以接连出现。

3. 头痛期：常在先兆开始消退时或者与先兆同时出现。疼痛多始于一侧眼眶上、眼眶后部或额颞区，逐渐加重而扩展至半侧头部，甚至整个头颅及颈部。头痛多为搏动性，呈跳痛或钻凿样疼痛，程度逐渐加重，可发展成为持续性剧痛，常伴恶心、呕吐、畏光、畏声。一次发作可持续 4 ～ 72 小时，通常睡觉后头痛可有明显缓解。

4. 发作后期：发作后，患者会疲乏、注意力下降，可有情绪低落、焦虑等表现，也有患者感觉欣快或神清气爽。部分患者仍

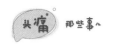

会残留头皮触痛症状，并伴随肌肉无力、疼痛、食欲下降或有饥饿感。发作间歇期则一切正常。

第七节　什么是紧张性头痛？

有些人晨起或起床后不久，出现头部束带感或重压感，并逐渐加重，持续存在，这种情况考虑是紧张性头痛。

紧张性头痛是原发性头痛中常见的一类，其病因与发病机制尚不十分清楚，既往多认为其发病可能与肌肉紧张及肌肉收缩导致的血管病变有关。目前多认为，紧张性头痛的发病涉及中枢神经系统、周围神经系统和环境中的诸多因素。心理因素，如抑郁、焦虑、愤怒、精神紧张、过度疲劳等常为重要诱因。需要注意的是，慢性紧张性头痛大多由频发或偶发紧张性头痛演变而来。

紧张性头痛的患者多为年轻人，发病高峰年龄在 25 ～ 30 岁，女性多见，患者常感觉像带子紧箍头部一样或头周有紧缩感、压迫感、沉重感。头痛程度为轻度或中度，无恶心、呕吐，可能会伴有畏光和畏声，疼痛部位肌肉会有压痛或触痛，颈、肩、背部肌肉有僵硬感。头痛可持续数分钟至数月不等，还有一些人可达数年。许多患者在发作期和间歇期常有精力衰退、失眠、焦虑和抑郁等症状。

第八节　什么是丛集性头痛?

丛集性头痛是一种原发性的神经血管性头痛,因头痛在一段时间内密集发作而得名,平均发病年龄在 25 岁左右,多见于男性,男性患者是女性患者的 3 ～ 4 倍。

这种类型的头痛往往突然发生,没有先兆症状,常在一天内的固定时间发作,且易在晚上发作,使患者从睡眠中痛醒,并伴坐立不安、易激怒。这种头痛位于单侧眼眶的上部及颞部,发作时还会伴有同侧眼结膜充血、流泪、流涕、前额和面部出汗、瞳孔缩小及眼睑下垂等面部自主神经症状。因疼痛程度难以忍受,患者常用"钻""刺""烙"等词形容头痛的惨烈,甚至被称为"自杀性疼痛"。为了缓解疼痛,有部分患者用头撞墙、用拳头捶打头部,甚至在地上打滚,持续时间通常在 10 分钟至 2 小时。

该病最大的特点就是"丛集发作",也就是一定时间内密集发作,每年、每天发作时间都相对固定,临床上我们常见的一般 1 年 1 次或 2 次,甚至有的患者好多年才发作 1 次,一般秋季和春

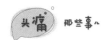

季较为高发。国外数据提示，丛集性头痛持续时间大多在 2 ～ 12 周，我国丛集性头痛持续时间较国外短一些，持续 2 ～ 4 周。发作间期超过 1 个月，称为阵发性丛集性头痛；如反复发作超过 1 年不缓解或发作间期少于 1 个月，称为慢性丛集性头痛。

饮酒是丛集性头痛的诱发因素。有的患者说："一喝酒就头痛，闻到酒味也头痛。"此外，天气变化等也可诱发本病。为了更多地认识及防治该疾病，应及早找专业医生就诊，大部分患者经过规范诊断及治疗，效果显著。

第九节　什么是继发性头痛？

继发性头痛主要指继发于某些因素导致的头痛，分为继发于头颈部创伤；颅或颈部血管性疾病；颅内非血管性疾病；物质或物质戒断；感染；内环境紊乱；颅骨、颈、眼、耳、鼻、鼻窦、牙、口腔或其他颅面部结构疾病以及缘于精神疾患的头痛，共 8 种亚型，具体介绍如下。

1. 继发性头痛中最常见的是继发于头颈部创伤的头痛。这类头痛发作多与头颈部创伤有密切的时间关系，具体包括在创伤或损伤后 7 天内，或者在意识恢复和 / 或感知恢复，以及能描述疼痛能力的 7 天内。

2. 继发于颅或颈部血管性疾病的头痛，临床上比较容易判断，因为这类头痛起病急，同时伴有神经系统症状，并且这种头痛常会快速缓解。许多血管病，如缺血性或出血性脑卒中，头痛会被局灶体征和 / 或意识障碍所掩盖。其他一些血管病，如蛛网膜下腔出血，头痛常常是最突出的症状。还有一些血管病可同时引起头痛和脑卒中，如动脉夹层、脑静脉系统血栓形成、巨细胞动脉炎和中枢神经系统血管炎，头痛常常是这些疾病最初的预警症状。

3. 继发于颅内非血管性疾病引发的头痛多是颅内压改变所致，常见原因为脑脊液压力的增高或降低、非感染性炎症性疾病、颅内肿瘤、癫痫发作；少见的原因有鞘内注射、Ⅰ型 Chiari 畸形和其他的颅内非血管性疾病。通常情况下，此类头痛在颅内疾病治疗成功或自行好转后缓解或消失。

4. 继发于某物质接触或戒断的头痛。使用或接触某种物质导致的头痛，一般在物质使用后立即发作或在数小时内发作，这种头痛可以是由有毒物质引起，也可能是某种物质在一般性治疗或实验性研究中产生的不良反应；物质戒断性头痛是指停止应用或停止暴露持续应用数周或数月的药物或其他物质之后引起的头痛，常见于咖啡因、阿片类药物、外源性雌激素的戒断。

5. 头痛、发热和恶心呕吐，此三联征高度提示是继发于感染

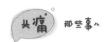

的头痛，同时出现嗜睡或抽搐等临床症状时可提高该诊断的可能性。在颅内感染中，头痛通常为首发症状，也是最常见的症状。当出现新发弥散性头痛类型，且与神经系统定位体征和／或精神状态改变、全身不适和／或发热相关，即便没有颈项强直，也要立即考虑为颅内感染。

6. 继发于内环境紊乱的头痛。低氧血症、高碳酸血症、透析、高血压、甲状腺功能减退、禁食、心源性心脏病等内环境紊乱的因素均可以引起这类头痛。

7. 当某一新发头痛首次发作，与颅骨、颈椎、面部、眼、耳、鼻、鼻窦、牙齿、口腔这些可以导致头痛的疾病部位在时间上密切相关时，则考虑为继发于这些因素的继发性头痛。颈椎和头颈部其他结构疾病常被认为是此类头痛的常见原因。

8. 继发于精神疾病的头痛，即头痛在精神障碍的背景下出现，并以众所周知的躯体化障碍的形式直接表现出来。

第十节　什么是头部创伤性头痛？

顾名思义，所谓头部创伤性头痛，就是在头部受到创伤后出现头痛或原有头痛症状加重。这类头痛发作多与头部创伤有密切的时间关系，通常发生在创伤或损伤后的 7 天内，它也可能出现在头部受伤后数月。这类头痛有时可能每天都发生，且可以持续 1 年。这种类型头痛的发病机制并不十分清楚，目前认为可能与创伤后脑内的轴索损伤、脑代谢异常、脑血流动力学改变等因素有关。

一般而言，日常生活中，头颈部遭受轻度颠簸或撞击很常见，无须过于担心。有时这种轻度创伤后会出现头痛等不适症状，对症服用一些镇痛药物即可。

然而，如果患者在头部受创伤后头痛症状迅速进展，甚至出现神志不清、肢体抽搐、呕吐、记忆丧失、意识混乱、视力或听力异常，或者头痛持续或恶化时，应当立即送到医院就诊，进一步完善头颅 CT 或头颅 MRI 检查以明确病因，并予以对症治疗。

第十一节　什么是良性用力性头痛？

大家可能有过这样的体验，我们在搬较重的东西后或者打篮球之后，会出现头部的疼痛，它也叫作良性用力性头痛。一般情况下，它在高强度体育运动和体力劳动后产生，高海拔地区发生率要高于低海拔地区。头痛发生的原因是大脑中血管的强制扩张超出了正常的阈值，脑膜压力增加导致头痛。在心率和血压下降之后头痛通常会减轻。但是此时脑膜仍然特别敏感，如果血压或心率再次上升，头痛将会加剧，通常在将来几天会有持续性的头痛。此种头痛通常较强烈，多位于双侧，呈搏动性，可持续5分钟~24小时，平时很少锻炼而突然参加大量运动的人，易发生这种头痛。

良性用力性头痛大致有以下三个阶段。

1.严重剧烈的头痛：第一阶段是剧烈运动期间或之后发生严重的头痛。疼痛一般发生在太阳穴或后脑勺，这种感觉就像我们的头部爆炸了一样，脑袋里面有一跳一跳的感觉。头痛发生相当迅速，来势凶猛，随着心率、血压的下降，头痛的感觉会减弱。

2.慢性的头痛：第二阶段是一个相对长时间的头痛，有的人会持续2周。这种头痛的疼痛程度比第一阶段相对轻一些，它发生的区域通常与头痛初始阶段的位置相同。

3.完全恢复：恢复的时间及疼痛程度取决于最初头痛的严重程度和休息的质量。随着身体疲劳感的恢复，头痛通常会在1周内好转。真正的完全康复，达到头痛前的水平，大约需要8周的时间。

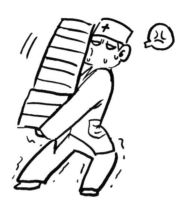

当我们遇到良性用力性头痛时，哪些方法可以帮助我们减轻、消除头痛呢？

1. 停止运动：热爱运动或者健身的朋友，一旦发生用力性头痛，请立刻停止，不要试图完成所有的运动，这样只会加重头痛和延长头痛的持续时间，甚至发生一些不可预估的意外。

2. 咨询医生：从医学角度来讲，排除其他潜在原因是很重要的，动脉瘤、雷击样头痛可能导致类似症状。如果确诊是用力性头痛，建议广大朋友们休息并饮用大量的水，服用布洛芬以帮助消除疼痛感。如果仍有持续剧烈的头痛，建议完善头颅 CT 检查或者是脑血管相关的检查，排除脑出血或者颅内动脉瘤的可能性。

3. 休息：最初的休息阶段应该是一整周的休息，停止所有的体力活动，包括高强度力量训练、有氧运动，以及娱乐（过山车、碰碰车等）和竞技活动（篮球、拳击等）。

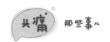

第十二节　什么是药物过量性头痛？

出现头痛，大家都会首先服用镇痛药来缓解症状，但很多人不知道的是，如果镇痛药吃多了也会引起头痛，这是怎么回事呢？有人说，镇痛药不就是治疗头痛的吗，怎么还会引起头痛呢？

药物过量性头痛是指头痛患者在长期过量使用镇痛药物后出现的频繁发作的头痛。2018 年国际头痛协会出版的 ICHD-III 详细描述了它的样子：既往有原发性头痛，因规律服用（每月大于 10 天或 15 天，根据药物种类不同而变化）过量的治疗急性或症状性头痛的药物导致每月头痛发作 15 天以上，并且持续至少 3 个月。

通过这个权威的定义我们可以知道，多种头痛类型均可发展为药物性头痛，多种药物均可引起药物性头痛。我们国内常见的镇痛药物有含咖啡因的复方制剂（包括去痛片、阿司匹林片及某些中成药），还有布洛芬、对乙酰氨基酚、麦角胺等。国外导致这种情况的药物以曲普坦类药物多见。因此有些门诊患者常常会告诉医生，他们频繁服用布洛芬或速效感冒胶囊后头痛越发持久且顽固。

第十三节　导致药物过量服用的原因在哪里?

1.患者缺乏对头痛相关疾病的了解，常常轻信网络上或者街坊邻居的"办法"，将急性对症药物当成预防用药而每日服用，在前期良好效果感觉下，形成了认识误区。

2.对头痛和头痛导致的功能障碍的恐惧（例如，偏头痛患者头痛发作时会影响日常生活和社交、工作状态等）使患者为了提高生活质量和工作效率，常常自行提前用药，导致药物过度使用，形成了不良习惯。

3.某些医生对头痛患者的诊断片面，仅鉴别了原发性和继发性头痛，而当排除了继发性头痛之后（如颅内感染、肿瘤等），未对原发性头痛进行具体的分类，没有制定规范的治疗方案和预防措施，单纯地建议患者在头痛发作期间应用对症镇痛药（布洛芬）或中成药，最终导致了药物滥用。

4.含咖啡因的镇痛剂中，咖啡因引起的精神兴奋导致患者药物依赖，以致药物滥用，致使药不离身，随身携带。

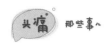

第十四节　出现药物过量性头痛怎么办?

出现药物过量性头痛应该酌情快速停药或缓慢停药。根据具体情况，选择门诊或住院治疗。对于药物用量不大、自控能力强、依从性好、没有戒断后复发史的患者，通过医生建议能够接受戒断，在门诊就可达到戒断目的。对自控能力差、有戒断后复发史、伴躯体疾病的患者，住院戒断会更有效和安全。尤其对每日用药量较大的患者，住院治疗更方便处理戒断综合征。

第十五节　什么是原发性头痛?

原发性头痛即功能性头痛，指没有外界继发因素（如脑出血、脑梗死、颅内感染、颅内肿瘤或结构改变）的头痛；头颅影像学检查，如头颅 MRI、CT 检查结果正常，没有与头痛相符的病灶。

原发性头痛是由原发性血管收缩或舒张功能异常导致的头痛，根据不同的疼痛特点，分为偏头痛、紧张性头痛、三叉神经自主神经性头痛、其他原发性头痛，其中偏头痛和紧张性头痛多见。偏头痛发病率高，致残程度重，头痛严重者可导致不能正常生活、工作，典型表现为一侧波动性头痛，伴有畏光、畏声、眼睛流泪等症状。发作时可给予非甾体药物或曲普坦类药物治疗，如口服氨酚待因片、佐米曲普坦片、布洛芬缓释胶囊等药物；非发作期可给予抗抑郁药物和钙离子拮抗剂预防。

第十六节　雷击样头痛是什么？

发作突然、迅速达峰、头痛剧烈、持续时间较长的自发性头痛常被称为雷击样头痛或霹雳样头痛。这一类头痛常见于脑血管病，也可见于颅内非血管病、感染性疾病和系统性疾病。

雷击样头痛大多是某种疾病的局部表现，查找和诊断原发疾病是正确诊断的根本。原发性咳嗽性头痛、原发性劳力性头痛和原发性活动相关性头痛均可以表现为雷击样头痛。原发性雷击样头痛相对罕见，如出现雷击样头痛，应尽快全面地查找病因。原发性雷击样头痛必须在除外所有器质性疾病后才可以诊断。这就要求脑影像学（包括脑血管）表现正常和／或脑脊液检查正常。

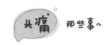
原发性雷击样头痛通常提示蛛网膜下腔出血。其他雷击样头痛的病因主要如下。

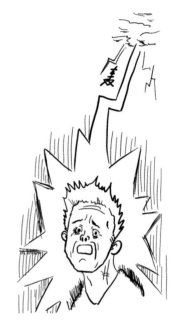

1. 颅内静脉血栓形成：颅内静脉血栓形成的诊断较为困难。即使脑静脉内的血栓较大，标准MRV（磁共振静脉成像）序列也可能无法识别。但MRV或CT静脉造影术，几乎都能得出诊断结论。

2. 可逆性脑血管收缩综合征又称Call-Fleming综合征，常表现为突然或严重的头痛，且后续才出现神经功能缺损。与中枢神经系统血管炎不同，可逆性脑血管收缩综合征患者的脑脊液大多正常。

3. 夹层动脉瘤：颈动脉或椎动脉夹层动脉瘤可表现为急性严重头痛，而没有其他神经系统症状或颈部外伤史。如果没有血管成像检查的结果，这类患者的诊断将极具挑战性。

4. 蝶窦炎：可表现为突然和／或严重的非局限性头痛，但通过MRI或CT检查很容易诊断。

5. 自发性颅内压降低：一般可根据患者的疼痛在坐位或站立

位时加剧、躺卧位时减轻的主诉做出诊断。

6. 其他原发性头痛：除偏头痛外，有几种原发性头痛也可能导致患者急诊就医。其中丛集性头痛一般很容易诊断，该病以发作性、伴有面部自主神经症状（流泪、面红、鼻充血、流涕）的单侧头痛为主要特点，每次发作的持续时间大多不超过 2 小时。持续性偏头痛是一种持续不断且有时很严重的单侧性头痛，仅对吲哚美辛治疗有反应。用力性和与性行为相关的头痛也可能有雷击样发作，但这类头痛都倾向于有自限性，且非甾体类抗炎药治疗大多有效。

第十七节　哪一种头痛最危险？

我们一生中几乎不可避免地会有头痛的时候。头痛可以是多种原因引起的，如脑瘤、蛛网膜下腔出血、慢性硬脑膜下血肿、脑膜炎等。虽然多数情况下头痛是没有什么危险的，但是它也可能是一些非常严重的疾病的一种症状，如脑卒中（包括出血性脑卒中和缺血性脑卒中，特别是出血性脑卒中）、颅内肿瘤和感染（最典型的是脑膜炎和脑炎）。

那么哪一种头痛最危险呢？答案是蛛网膜下腔出血。蛛网膜下腔出血引起的头痛是最要命的头痛，其症状为突然发生的严重

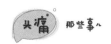

头痛并且伴有颈部僵硬和呕吐。患者常将此描述为"一生中最严重的头痛"。蛛网膜下腔出血通常是颅内动脉瘤破裂或动脉／静脉畸形出血所引起，这些血管性病灶犹如不定时炸弹，随时可能再出血，病死率相当高，一旦疏忽可能会失去治疗先机导致生命危险。有时虽然及时给予适当的处置却仍然无法挽救患者的生命，所以说它是最危险的头痛一点儿也不为过。

治疗蛛网膜下腔出血最重要的是要尽早进行脑血管摄影检查，找到出血点，急诊手术将脑动脉瘤夹闭，以避免再出血。

总之，头痛虽然非常常见，但是一旦出现任何神经系统的症状或有上述特征，必须立即求医，切不可在家自行处理，更不能认为忍忍就好了，一旦病情延误则后果不堪设想。

第三章　头痛相关的检查

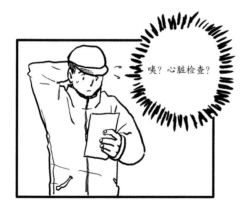

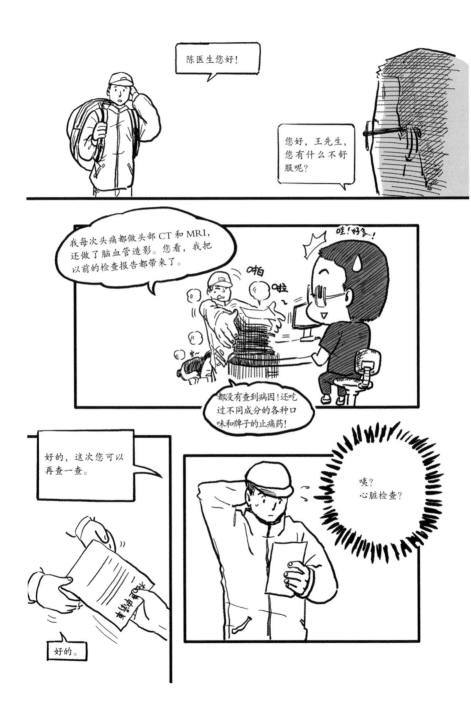

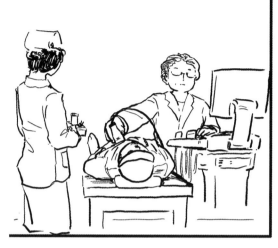

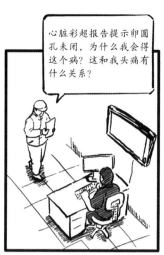

心脏彩超报告提示卵圆孔未闭，为什么我会得这个病？这和我头痛有什么关系？

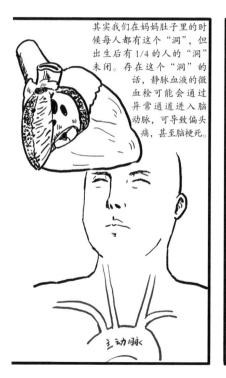

其实我们在妈妈肚子里的时候每人都有这个"洞"，但出生后有1/4的人的"洞"未闭。存在这个"洞"的话，静脉血液的微血栓可能会通过异常通道进入脑动脉，可导致偏头痛，甚至脑梗死。

主动脉

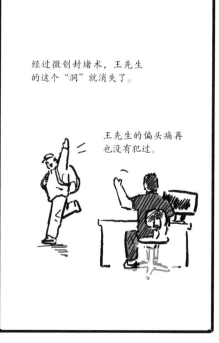

经过微创封堵术，王先生的这个"洞"就消失了。

王先生的偏头痛再也没有犯过。

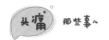

第一节　头痛有必要做头颅 CT 吗?

头痛的病因大致可分为原发性和继发性两类。原发性头痛最常见。

原发性头痛的强度不重，一般不影响患者的正常生活，多因劳累、生活不规律、烟酒无度、睡眠不足而引起，也可因情绪紧张、激动、生气、失眠、焦虑或忧郁等因素而加剧。患者通过合理安排作息，保持健康的生活方式，去除紧张、焦虑、烦闷等不良情绪，调整饮食，必要时辅以镇痛药物治疗，疼痛多能缓解或消失。此时是否有必要做头颅 CT，可在专科医生查体后再决定。

继发性头痛，尤其是急性发作的剧烈头痛，同时伴有恶心呕吐及其他神经功能障碍，或者持续性头痛经对症治疗不能缓解甚至加重者，需尽快明确病因。此时，头颅 CT 作为首选检查，往往是必要的。

实际上，头痛的患者需要听从医生的专业意见，理性看待头颅 CT 检查，以防贻误病情。

第二节　头痛有必要做头颅 MRI 吗？

　　有一部分患者因头痛来医院就诊，却对医生开出的检查单提出质疑："头痛不能就拍个头颅 CT 吗？为什么一定要做头颅 MRI？"

　　头颅 MRI 可以清楚地看到脑实质、颅骨和颅内血管，可以明确或排除继发性头痛。而头颅 CT 主要对脑出血、颅骨骨折的诊断有很大意义。而且我们在诊断原发性头痛前，必须排除继发性头痛。

　　继发性头痛种类繁多，根据病因主要有中枢神经系统感染、脑实质或蛛网膜下腔出血、颅内肿瘤和颅内静脉窦血栓等。在继发性头痛中，相当一部分属于危险性头痛，其治疗与其他头痛明显不同。如何从低危头痛或良性头痛中，把这类头痛迅速区分出来尤为重要。而头颅 MRI 有助于继发性头痛的病因诊断。因此，对于头痛患者的检查，有条件的情况下建议完善头颅 MRI 检查。

第三节　头痛有必要做 TCD 吗？

　　经颅多普勒超声（transcranial Doppler，TCD）是利用超

声波来检测颅内血管血流的一种操作技术，安全无创、方便、灵活、可重复操作。它能协助判断颅内血管狭窄和闭塞情况，判定病变范围和程度；判断血管痉挛情况，判定病变的部位和程度；探测颅内压是否增高；评判是否脑死亡；监测脑卒中栓子等。如果头痛倾向于脑血管疾病，利用 TCD 可为脑血管病的诊断、监测、预防提供参考信息。

另外，经颅多普勒超声检查中有一项叫发泡实验，是在患者平静呼吸时和标准 Valsalva 动作（一种呼吸的方式）时使用混血激活的盐水作为增强剂快速推泡，通过超声技术可查出心脏右向左的分流。

当我们还在妈妈肚子里时，原始心房腔中间会依次长出 2 个隔膜——原发隔和继发隔，将心房隔离成左右心房。在出生前，这 2 个隔膜的中部有部分重叠，但互不融合，而是留了一个呈卵圆形的孔道，就是卵圆孔。胎儿时期，血液从右心房经过卵圆孔流向左心房。宝宝出生后，肺部开始正常工作；肺压力下降后，左心房压力逐渐升高，当左心房的压力大于右心房时，2 个隔膜贴合。贴着贴着，它们便逐渐融合，卵圆孔就闭合了。当宝宝长到 3 岁时，卵圆孔还是没能"贴合"上，就是卵圆孔未闭。它在成年人群中很常见，大约 1/4 的人都有可能发生。因为孔洞很小，不影响血流动力学和心脏功能，也不需要特别治疗。

一般来说，人体静脉系统内的一些杂质在正常情况下可以通过肺部血液循环被过滤清除掉。但是，由于心脏内多出的"心眼"，一些杂质可能会通过未闭的卵圆孔避开肺循环直接到达脑动脉导致脑梗死或偏头痛。大部分人都会表现为头痛或头胀的感觉，以及一侧头部的搏动性疼痛，伴有畏光、畏声、恶心、呕吐，常不能正常工作、学习，可持续 1 天或更长。少数偏头痛患者每次发作前还会接收到"先兆"，常见有闪光幻觉等。

看到这里，头痛患者一定特别想知道怎么判断自己是不是卵圆孔未闭，建议就诊神经内科门诊做个 TCD 检查。

第四节 头痛有必要做颈动脉超声吗？

颈动脉是大脑的主要供血动脉之一，当颈动脉出现不同程度的狭窄时，大脑也就出现不同的缺血症状，有的患者主要表现为头痛。

颈动脉超声是诊断、评估颈动脉壁病变的有效手段之一，不仅能清晰显示血管内中膜是否增厚、有无斑块形成、斑块形成的部位及大小、是否有血管狭窄及狭窄程度、有无闭塞等详细情况，还能进行准确的测量及定位，对检测动脉的血流动力学结果进行分析，尤其可检测早期颈动脉粥样硬化病变的存在。对于考虑脑血管病的头痛患者，行颈动脉超声是有必要的。

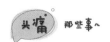
第五节 头痛有必要做腰穿吗?

在临床工作中很多患者对"腰穿"有这样或那样的担忧,误认为是抽骨髓,而且会对人的健康产生不良影响,甚至会留下后遗症。这是由于对腰穿不了解而产生的恐惧。腰穿是腰椎穿刺的简称,就是利用腰椎穿刺针,经腰椎间隙到达蛛网膜下腔,从而获取脑脊液,进行相关化验。腰穿距今已经有 100 多年的历史,在临床中广泛应用,非常安全。

体位:如果您因病需要做这项检查,请
把头靠在膝盖上,尽量弯曲弓背。

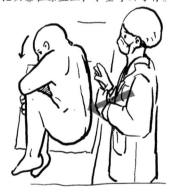

虽然这项检查是相对安全的,但必须
由经过训练的专业人士操作。

临床上哪一类头痛需要进行腰穿呢?其实头痛时做腰穿的目

的主要是明确有没有脑出血及脑膜炎的可能，因为这两种疾病都会引起头痛。除脑出血、脑膜炎以外，还有很多疾病会引起头痛，比如，像局部的脑血管疾病、脑肿瘤、动脉瘤，这些都能引起头痛。

对于脑肿瘤患者，经腰穿向蛛网膜下腔注入化疗药物，可以有效避免部分化疗药物不易透过血脑屏障的缺陷，还能减轻全身药物的毒副作用，控制原发病而缓解头痛。

另外，腰穿还可以测定颅内压，以了解是低颅内压性头痛还是高颅内压性头痛。

第六节 头痛有必要做脑血管造影吗？

脑血管造影术由葡萄牙医生 Egas Moniz 于 1927 年首次在人体成功实施，后逐步发展为如今成熟的经皮动脉插管脑血管造影术（简称 DSA）。这一方法主要用于评估脑血管的异常，可以动态观察脑血流和侧支循环，并可同期完成介入治疗，是其他检查手段无法替代的重要方法。由于临床上头痛的类型多种多样，不同头痛的原因和症状也有所不同，根据综合评估，以下几种情况患者需要完善脑血管造影。

1. 脑血管畸形：其中以脑动静脉畸形最为常见，多是胚胎时期脑血管的发育异常造成，好发于 20 ～ 40 岁的年轻人，是青少年患者中最易致残的一种先天性疾病。该病患者的血管犹如"一团乱麻"，血管长期处于高压状态，血管壁很容易破裂，好似一颗"不定时炸弹"装在脑袋里，随时可能"爆炸"（即出血）。因这种畸形结构血管内血流快，还会"盗取"周围脑组织的血流，使周围脑组织无法获得足够的供血和养分，部分患者可出现头痛症状。建议年轻人出现头痛应引起重视，必要时完善全脑血管造影明确血管情况。

2. 动脉瘤：急性严重头痛可能是动脉瘤突然破裂引起。有部分患者间断头痛，以为不严重，随后头痛越来越严重，行头颅 MRI 检查提示动脉瘤。不过它虽然称作瘤，但并不是肿瘤。

虽然大多数头痛发作过程很短暂，但正确识别头痛的类型，进行个体化的治疗尤为重要。当下脑血管疾病发作人群越来越多，对疾病的诊疗需求也越来越高，明确责任病灶，确定责任血管，精准治疗，尤为重要。而脑血管造影作为脑血管疾病诊断的"金标准"，不仅在经济上，在诊疗上也能满足患者治疗的需要，得到患者及家属的一致好评。脑血管就好比生命的大河，滋润着我们每一个脑细胞，河道一旦出了问题，各个支流势必受到影响，甚至危及生命，所以及时、积极地治疗可以让生命的河流再次畅通，大家切勿掉以轻心。

第七节　头痛的口腔检查有哪些?

牙髓炎、阻生牙、先天性或发育过程中形成的咬殆不良、不适当的假牙、咬硬物用力不当及习惯性单侧咀嚼等，均可引起顽固性病侧头痛。

牙髓炎的主要临床表现为牙痛，其疼痛性质的特点是：自发性、阵发性痛，可呈剧烈疼痛；疼痛往往于夜间发作，或夜间疼痛较白天剧烈；冷热刺激可激发或加重疼痛；疼痛呈放散性或牵扯性，常常沿三叉神经分布区域放射至患牙同侧的上下颌牙或头、颞、面部。医生常会通过肉眼检查龋齿、牙齿缺陷等情况；通过温度试验（用冷热刺激牙齿）观察牙齿是否疼痛；通过敲打确定牙齿是否不舒服；最后通过 X 线检查，诊断是否为牙髓炎。

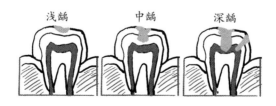

阻生牙可以引起头痛。由于颌骨发育不足，缺乏足够的间隙以容纳全部萌出牙，导致个别牙只能部分萌出或完全不能萌出。

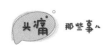

口内检查通常可以看到第二磨牙有未完全萌出的牙冠，牙冠有牙龈覆盖，牙龈红肿，挤压时有时可见脓性分泌物。患者的病情加重时，可以出现同侧下颌角区的肿胀、张口受限、颌下淋巴结压痛等。诊断时也可以根据门诊的 X 线片，看到第二磨牙有未完全萌出的阻生牙。

第八节　头痛的眼科检查有哪些?

　　眼科的详细检查对头痛患者来说极为必要。首先，头痛的病因十分复杂，眼部许多疾病可致头痛，眼科检查可明确引起头痛的眼源性疾病。其次，头痛相关的颅内神经系统疾病可出现眼部表现，眼科检查能通过视力、视野、眼底、复视像、眼裂变化、眼球凹凸、瞳孔直径与对光反射等眼部体征对继发性头痛进行有效的定位诊断，为下一步检查提供指导。

　　头痛的眼科相关因素包括视 / 眼疲劳综合征（隐斜、麻痹性斜视、集合性视疲劳、显示性视疲劳 / 视频终端综合征、高度散光矫正不全、老视、中到低度远视矫正不全）、眼部浅表炎症（结膜炎、泪囊炎、睑腺炎、眼球筋膜炎、严重的角膜炎、眼眶突发性炎性假瘤与深层巩膜炎）、带状疱疹性睑皮炎、眶蜂窝组织炎、葡萄膜炎（虹膜睫状体炎为主者称前葡萄膜炎，脉络膜炎为主者称后葡萄膜炎）、视神经炎（视乳头炎和球后视神经炎）、急性闭角型青光眼、视网膜中央动 / 静脉阻塞、眼部肿瘤等。

一些颅内疾病在出现视力下降、视野缺损的同时，往往伴有头痛，眼底是颅脑病变的窗口，对于头痛患者来说，一定不能忽视眼底检查。当有脑出血、蛛网膜下腔出血、脑梗死、颅内肿瘤、脑血肿、脑炎和脑积水等病变时，颅内压力增高，增高的压力传到视神经周围的蛛网膜下腔，压迫视网膜中心静脉，妨碍血液回流，会出现视盘水肿和眼底出血，眼底检查对于早期发现上述疾病有重要意义。眼科检查有助于区别脑出血和蛛网膜下腔出血，后者有时可见玻璃体下出血。眼底的血管改变有利于评估眼与脑血管病变、脑动脉硬化程度和诊断高血压脑病。有时还可以发现眼内囊虫，辅助脑囊虫诊断。

痛性眼肌麻痹、海绵窦炎及血栓导致眼肌麻痹可以出现复视或斜视，眼科复视像检查可以明确是哪个眼肌麻痹。另一个对诊断头痛具有重要价值的体征是眼震的方向、速度、幅度。视野的改变可以帮助颅内疾病定位，视觉诱发电位能发现眼底正常的视神经病变。眼科相关影像学检查可确定有无泪腺、眶肌形态、眶内软组织异常和血管改变。

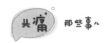

第九节　头痛的耳科检查有哪些？

有些头痛与耳科疾病，如耳部畸形及外伤、中耳炎、中耳胆脂瘤、耳硬化症、耳部肿瘤等有关。而耳科检查很多，具体需要做哪些检查，要根据所患疾病、症状加以选择。

临床上常见的耳科疾病，如急慢性中耳炎，可使鼓膜受刺激，表现为半侧头部钻刺样疼痛，咳嗽或打喷嚏时加重，直到鼓膜穿孔、脓液流出后，头痛方可缓解。比较特殊且耳内科医师较重视的偏头痛——内耳型偏头痛包括前庭性偏头痛、耳蜗性偏头痛、前庭耳蜗性偏头痛，它们常互相重迭和演化。

一般耳部检查包括耳郭、外耳道、鼓膜、听力等方面的检查。检查时应注意耳郭是否有畸形或肿物，外耳道是否有狭窄、耵聍栓塞、肿物、分泌物及皮肤是否红肿，鼓膜是否内陷及穿孔，通过耳语或音叉检查对听力进行粗测。另外，应询问是否有耳鸣、经常头晕等情况。

听力检查最简单的有电测听、声导抗，还有比较复杂但更客观的脑干诱发电位、多频稳态，还有声源定位；如果耳道有问题，要检查耳道或鼓膜情况，可能要做耳内镜检查；如果患有中耳炎、中耳占位、侧颅底的占位，需要去做中耳 CT、中耳 MRI；如果是眩晕方面的问题，要做前庭功能检查、眼震电图检查。

第十节 头痛的脑功能检查有哪些?

1. 血管影像学检查:以头痛为首发症状的头颈动脉夹层、脑卒中、蛛网膜下腔出血、烟雾病等引起的头痛往往是突发且与以往经历的头痛不同的重度疼痛,头痛的性质常表现为偏头痛样,可呈持续性或间断性。以上疾病可以行头颈部动脉血管 CT、磁共振血管造影、脑血管造影等明确头颈部血管病变。

2. 脑灌注检查:脑灌注是指血流通过毛细血管网将氧气和营养物质输送至脑组织并加以利用的过程,基本参数包括脑血流量、脑血容量、平均通过时间、达峰时间等。脑灌注检查在诊断非典型短暂性脑缺血发作、指导急性缺血性卒中静脉溶栓和血管内治疗、评估慢性脑动脉狭窄远端的血流代偿和侧支循环、筛选血管重建治疗的无症状性脑动脉狭窄等方面具有重要的临床价值。脑灌注检查在指导后循环梗死、大面积梗死、无症状脑动脉狭窄、脑侧支循环的评估及慢性脑缺血的临床决策中具有较大的价值。

脑灌注检查的成像方法包括正电子发射断层成像(PET)、单光子发射计算机断层成像(SPECT)、氙气 CT、CT 灌注成像(CTP)、磁共振灌注成像(MRP)、近红外线频谱分析和超声造影等。虽然脑灌注检查方法很多，但 CTP 和 MRP 具有快捷、普及、可靠、经济等特点，是目前缺血性脑血管病的脑灌注检查最常用的方法。

3.脑电图、脑磁图等：头痛（不一定符合偏头痛诊断标准）可出现在癫痫发作前、发作中或发作后。癫痫发作前及发作中少有头痛，且头痛部位通常与癫痫发作起始部位在同侧；发作后头痛常见，可发生于任何形式的癫痫。癫痫与头痛是较为常见的神经系统疾病，二者在临床表现、发病机制和治疗上存在相互联系。临床上某些类型的头痛易与癫痫混淆，反之亦然。脑电图、脑磁图等检查对于单纯的头痛病因分析并没有重要价值。但是对部分癫痫患者（没有抽搐发作，而合并头痛，有些头痛症状本身就是癫痫发作）如果脑电图中有异常放电，会促使医生重新分析症状，将不典型的癫痫尽早诊断出来。

由于头痛和癫痫发作分不同时期，如发作间期、发作前期、发作先兆、发作期、发作后期，不同时期脑血流或神经电生理改变不同，各期神经影像学改变也不同，因此，神经影像学检查（SPECT、PET、MRI）对二者可能仅有一定辅助鉴别意义，静态功能磁共振成像（fMRI）、脑干 MRI 扫描及偏头痛或癫痫发作时 MRI 扫描可能会对诊断有所帮助。

4.经颅多普勒超声：目前诊断卵圆孔未闭的方法主要包括：

经食道超声心动图、经胸壁超声心动图、TCD（经颅多普勒）发泡试验，其中经食道超声诊断卵圆孔未闭特异性高达100%，但是此为入侵式检查，患者有一定的不适感。TCD发泡试验是一种安全无创的检查，操作方便，患者无痛苦，适合各年龄段人群，尤其对卵圆孔未闭具有高敏感性、高特异性，能明确反映卵圆孔未闭对脑动脉循环的影响，是筛查卵圆孔未闭的有效检查手段。

TCD发泡试验就是通过在患者的肘静脉内注射少量微泡生理盐水后，结合Valsalva动作（一种呼吸的方式），用TCD栓子检测分析系统，观察颅内动脉是否出现微泡栓子信号，从而诊断心脏内存在右向左分流，明确病因为"先天性卵圆孔未闭"。头痛及隐源性脑卒中的患者一旦发现卵圆孔未闭可考虑行卵圆孔封闭术。这个手术可大大降低头痛及脑血管病的复发率，避免长期服用药物，减少患者痛苦及致残率，降低治疗费用。

TCD发泡试验适合人群：缺血性脑卒中患者，尤其是不明原因的脑卒中、青年性脑卒中及偏头痛患者；有先兆偏头痛的患者、不明原因的晕厥患者、减压病患者、潜水员或航天员（上岗前的检查）。严重多脏器衰竭者、无法建立静脉通路者、无法配合Valsalva动作者、孕妇等，不适宜TCD发泡试验。

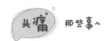

第十一节　头痛的内科学检查有哪些?

　　头痛是神经系统最常见的症状，是指眉弓以上至枕下部、颈上部范围内的疼痛。引发头痛的原因很多，如神经痛、颅内感染、颅内占位性病变、心脑血管疾病及精神类疾病等，它可以是单独的症状，也可能与其他症状同时出现。如何有效鉴别引起头痛的原因，对于临床医生至关重要。在临床工作中，医生会根据患者对病情的描述进行相应的检查以明确诊断。关于头痛该做哪些检查，每个医生都有自己独特的一套诊疗方案，我们不作评判。但总体来说，检查分为内科学检查和外科学检查，我们首先来聊一聊临床医生最常用的内科学检查。

　　我们常说的内科、外科，临床上以是否需要手术来进行简单区分。那么内科学检查包括哪些呢？具体如下。

　　1. 一般检查，包括身高、体重、心率、脉搏、呼吸、血压、体温。

　　2. 循环系统、呼吸系统、消化系统、神经系统等的望、触、叩、听初步检查。

　　3. 实验室检查，包括血 / 尿 / 便常规和隐血、血糖、血脂、肝功能、肾功能、心肌酶等的检查。

4.仪器检查,包括心电图检查、心脏彩超、腹部彩超、泌尿系统彩超、胸部 X 线、头颅 CT 等。

由此可见,内科检查几乎涵盖了我们就医的所有检查。对于头痛,因为头痛的病因不同,所需检查也不同,应根据患者头痛的性质、部位、病程持续时间、伴随症状、诱发因素及阳性体征的不同而选择不同的检查,具体如下。

1.如果患者头痛是因为感冒、发热,需要查血常规、明确引起感染的病原菌;对于症状较重、症状持续时间较长,伴有恶心、呕吐或精神症状、认知功能障碍、意识障碍、癫痫发作的患者,需要检查头颅 CT、头颅 MRI、脑电图或腰椎穿刺等,排除各种原因导致的颅内感染。

2.患者头痛剧烈,伴有恶心、呕吐等症状,既往有高血压病史,需要进行抽血化验及影像学检查,以排除脑出血或蛛网膜下腔出血等疾病。

3.偏头痛反复发作的患者,需要行 MRI 检查、脑血流图检查及 TCD 发泡试验,排除颅内动脉瘤或卵圆孔未闭等情况。

4.患者头痛多年,头痛的性质突然改变,头痛程度加重,需要行影像学检查,排除颅内出血或颅内占位性病变。

5.头痛伴有鼻塞、流黄涕等症状,需要做鼻旁窦拍片检查,排除鼻旁窦炎导致的头痛。

6.头痛伴视物模糊、眼疼或结膜水肿,需要测眼压,以排除

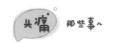

青光眼导致的头痛。

7. 发作性头痛伴有过电样的面部疼痛，或说话、进食、刷牙、洗脸等行为可以诱发头痛时，需要仔细询问病史，必要时行三叉神经 MRI，明确是否为三叉神经痛，并区分是原发性还是继发性三叉神经痛。

8. 对于进行性加重的头痛，如出现恶心、呕吐，需要行影像学及腰椎穿刺检查，排除颅内肿瘤或脑膜癌病。

9. 头痛伴眼睑下垂、视物重影，需要进行血液化验、影像学及腰椎穿刺检查，排除脑干脑炎、脑干占位、动脉瘤等疾病。

总之，头痛病因的明确，看似简单，实际却是一门很深的学问，需要临床医生根据临床经验进行准确判断。

第十二节　头痛的影像学检查有哪些？

造成头痛的原因非常之多。那么就患者而言，最关心的问题一定是出现头痛症状之后如何就医及做什么检查？

根据头痛的程度，首先需要选择就诊于急诊或门诊。如果出现急性头痛，感受到"一生中难以承受的头痛"，那么一定要立刻就诊于急诊，尽快行头颅 CT，检查是否有蛛网膜下腔出血。脑血管疾病非常凶险，需要引起所有人注意，尤其是有高血压、糖尿病等危险因素的人群！若是慢性头痛，可以选择门诊就诊，医生会根据头痛的部位、性质、持续时间、伴随症状等特点，嘱患者行相应检查，以及是否需要住院治疗。

综合来说，头痛需要做的影像学检查有以下几种。

1.头颅 CT，是头痛筛查最常选用的，也是最为重要的一项检查。CT 上能够发现问诊或查体预想不到的病变，可以发现脑内的异常密度。不管是慢性还是急性头痛，最好都查一次头颅 CT。头颅 CT 对于一些器质性病变有绝对意义，特别是对出血和钙化敏感，比 MRI 更敏感和迅速。对出血性疾病有确诊意义，如脑出血、蛛网膜下腔出血、硬膜下出血、硬膜外出血等。对有钙化的疾病也有提示作用，如颅咽管瘤、脑膜瘤等肿瘤性疾病。在怀疑脑部原发或转移性肿瘤时一定要做增强 CT。

2.头颅 MRI，对于肿瘤性病变、炎症性病变、脑水肿等较 CT 更有意义。磁共振血管成像（MRA）对发现脑动脉瘤很有意义，但是要注意其精确度不是很高。

3.头颅 X 线，随着医学科技的进步，CT 和 MRI 检查在我国已经比较普及，头部单纯 X 线几乎被淘汰。但是，X 线侧面像上可以看到蝶鞍的形状和颅底寰椎结合部的情况，有时有一定意义。颅底凹陷症或颅底寰椎结合部先天性病变也可以是头颈部疼痛的原因。

4.颈椎单纯 X 线，头痛原因不一定局限于头部。变形性颈椎病也可以引起枕部或头颈部的疼痛。颈椎单纯 X 线可以观察到颈椎生理性前突消失或侧弯、椎体变形及椎间隙狭窄等。

5.脑血管造影（DSA），虽然是头痛检查中创伤较大的检查，但是对于用 CT 和 MRI 难以检查出的动脉瘤或静脉窦血栓等血管病变却是最好的检查方法。容易漏诊的头痛中包括颅内夹层动脉瘤导致的头痛，在年轻人中比较多见，出血者在血管壁损伤疼痛基础上再加上蛛网膜下腔出血的疼痛，预后非常危险。脑血管造影对这种病变十分敏感。

除了上述影像学检查外，临床上常用的其他类检查手段还包括脑电图检查、腰椎穿刺术等，可以发现癫痫、低颅内压性头痛等。因此，如果患者有头痛的症状，建议及时就医、明确诊断，以免延误最好的治疗时机，造成不可逆转的损伤！

第十三节　头痛患者抽血检查什么？

抽血一般是查血常规、肝功能、肾功能、血脂、血糖、风湿因子等，查血常规可以知道身体是否有贫血的情况，也可以知道身体是否存在炎症等相关的重要信息。如果在检查以后发现是因贫血而引起的头痛情况，要寻找贫血的原因并及时地进行营养补充，也可以在医生的指导下吃一些补血类的药物，注意多休息，避免身体出现过度劳累的情况。查血常规还可评估患者有没有细菌感染或病毒感染，以及可以检查出患者有没有糖尿病和风湿性疾病。什么样的头痛患者需要进行抽血化验等辅助检查呢？

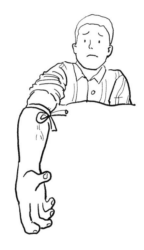

1. 成年人，尤其是 50 岁后的新发头痛（脑出血）。

2. 有高凝风险的患者出现的头痛（脑梗死）。

3. 有肿瘤或艾滋病病史者出现的新发头痛（脑肿瘤）。

4. 突然发生、迅速达到高峰的剧烈头痛（雷击样头痛、三叉神经痛）。

5. 与体位改变相关的头痛（高度怀疑低颅内压头痛）。

6. 伴有发热（脑炎、脑膜炎）。

7.伴有视盘水肿、神经系统局灶症状和体征（除典型的视觉、感觉先兆外）或认知障碍。

8.疼痛性质变化（出现跟以前明显感觉不同的头痛）。

但是头痛最主要的检查是进行头颅 MRI 和血压检查，它可以评估颅内情况，排除颅内肿瘤、脑梗死、脑出血、颅内感染、多发性硬化等疾病。

第四章 头痛的相关评价

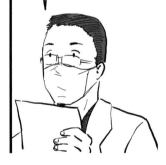

我们为您测评了焦虑抑郁量表，评分结果是重度焦虑抑郁状态。

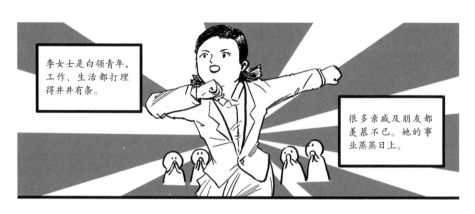

李女士是白领青年，工作、生活都打理得井井有条。

很多亲戚及朋友都羡慕不已。她的事业蒸蒸日上。

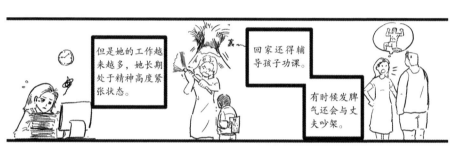

但是她的工作越来越多，她长期处于精神高度紧张状态。

回家还得辅导孩子功课。

有时候发脾气还会与丈夫吵架。

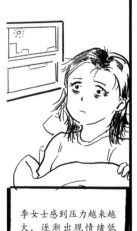

在工作中还犯了一些低级错误，受到了批评，精神状态极差，经常头痛。

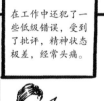

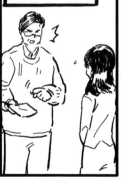

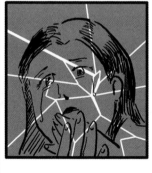

李女士感到压力越来越大，逐渐出现情绪低落、失眠等症状。

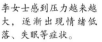

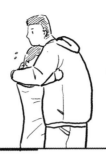
好了别难过，咱们到医院看看吧。

经过问诊、查体、行头颅 CT 及各项化验后，排除了李女士有器质性病变。

我除了头痛，更糟的是有一种被压抑的感觉，像有一个黑洞把所有的东西都吸了进去。

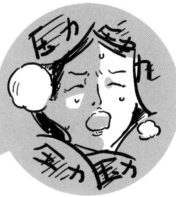

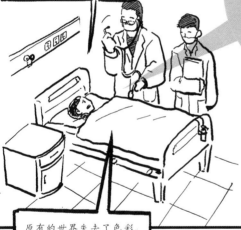

原有的世界失去了色彩，对以前的事情失去了兴趣，没有人能理解我的痛苦。

我们为您测评了焦虑抑郁量表，评分结果是您处于重度焦虑抑郁状态。

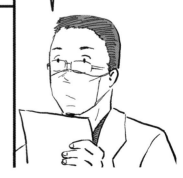

医生解释了头痛与情绪之间的关系。

在人体大脑中，有个叫边缘系统（需要解剖参考）的神经功能整合中枢，它含有大量的神经递质。

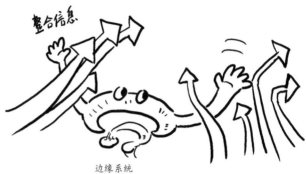

整合信息

边缘系统

边缘系统存在的部位

分开两个大脑半球

当情绪不良时，情绪通过感受器官和传导通路，向上传导至大脑皮质和边缘系统，使交感神经兴奋和化学物质释放，从而加重头痛。

释放神经递质

心理辅导＋抗焦虑抑郁药物＋中成药＋睡眠药＋调理，李女士的症状逐渐减轻。

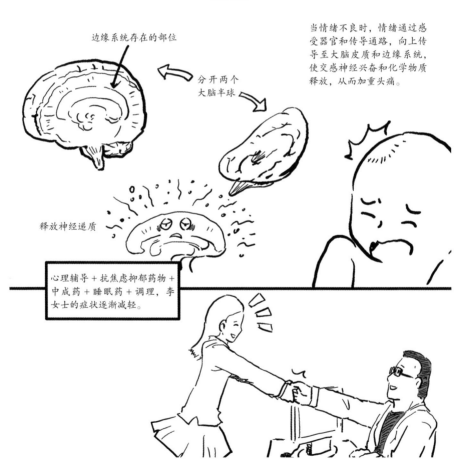

第一节　头痛后为什么要进行量表评价?

量表评价在头痛的诊治中主要有以下 4 个方面的作用。

1. 在头痛的诊断、鉴别诊断中发挥重要作用。

2. 在头痛的严重程度及治疗效果的评判中发挥作用。

3. 可以对患者生活质量及伴发心理疾病进行评价。

4. 在头痛的科学研究中发挥重要作用。

本章我们主要以偏头痛为例介绍头痛相关评价量表。

偏头痛的诊断是依赖于患者症状的，症状是患者主观的感觉，并无客观体征和特异的检查仪器设备可帮助评估。另外，对偏头痛个体的影响、偏头痛合并的心理疾病等的评判均缺乏客观的评价指标。

因此，人们制定了一些量表工具，对偏头痛的症状严重程度、诊断、患者生活质量、失能程度及伴发心理疾病程度进行评价，以期能够对这些主观的难以测量的项目做出适当的评判。许多量表已在各国之间及同行之间获得相互认可，可以相互借鉴，促进医学的发展。

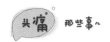

第二节 头痛后常用的评价量表有哪些?

头痛所用到的量表很多,以偏头痛为例,关于偏头痛的评估量表主要有以下4个方面。

1. 偏头痛的诊断及症状评估工具。

偏头痛标识问卷。偏头痛标识问卷包括3个问题:恶心(头痛时是否感觉到恶心或胃部不适)、劳动能力下降(最近3个月是否至少有1天因头痛而活动受限)以及畏光(头痛时是否受到光线烦扰)。根据ICHD-III中的偏头痛诊断标准,如果3个问题中2个回答肯定,则偏头痛的阳性预测价值为93%;如果3个问题全部回答肯定,则其阳性预测价值达98%。针对偏头痛标识问卷的一项分析进一步确定了其有较高的敏感性和特异性。

偏头痛的视觉先兆等级量表(visual aura rating scale, VARS)有助于认识偏头痛的视觉先兆,其包括如下5个方面:先兆持续时间5～60分钟(3分);逐渐加重过程超过5分钟(2分);暗点(2分);"之"字形闪光(2分);视野的单侧(1分)。若总分大于等于5分,则对偏头痛先兆诊断的敏感性为91%～96%,特异性为96%～98%。

2. 偏头痛患者生活质量的评估工具。

健康相关生活质量（health-related quality of life，HR-QOL）是评价疾病负担的重要因素，并广泛应用于评价临床试验的效果。HR-QOL 包括个人能力、情感状态、疾病状态等多个方面，是对生活质量的全面评价，反映了综合的健康状况。偏头痛伴随着患者生活质量的下降，故提高患者生活质量也是偏头痛治疗的主要目标。

偏头痛特异性生活质量问卷（migraine specific quality of life questionnaire，MSQOL）是应用较多的特异性偏头痛患者生活质量评价工具。

3. 偏头痛患者失能程度评价工具。

失能是指个体由于疾病而工作、学习的能力下降，社会角色功能受到影响。偏头痛发作时头痛剧烈，常常影响日常活动，严重影响工作、学习及社会角色功能。对偏头痛相关的失能程度问卷可对偏头痛引起的失能程度进行定量的评估。除应用于研究外，问卷还能帮助医生评定偏头痛的严重程度。

失能程度问卷和生活质量评估量表不同，前者反映人的受限制程度，后者反映人的总体健康状况。一般情况下，前者分值越高，失能程度越重；后者分值越低，生活质量越差。反映偏头痛失能程度的量表较多，常用的是偏头痛失能程度问卷（migraine disability assessment，MIDAS）。

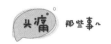

4. 偏头痛患者的精神心理学评价工具。

偏头痛患者，特别是慢性偏头痛患者常常还患有心理精神疾病（如抑郁、焦虑），而合并心理疾病也是发作性偏头痛慢性化的主要危险因素。另外，人格障碍和偏头痛关系密切，如超过一半的边缘型人格障碍有偏头痛症状，且更易发生药物滥用。所以，对偏头痛患者进行精神心理学测量成了临床和研究的重要课题。常用的焦虑、抑郁评价工具是焦虑抑郁量表（hospital anxiety and depression scale，HADS）。

第三节　如何诊断偏头痛？

偏头痛的诊断应根据患者详细的病史做出，特别是头痛的性质及相关的症状非常重要，如头痛的部位、性质、持续时间、疼痛严重程度、伴随症状、体征、既往发作的病史、诱发或加重因素等。不仅如此，必要的实验室检查也非常重要，如血、尿、脑脊液及影像学检查，可排除器质性病变，特别是中年或老年人出现的头痛，更应排除器质性病变，建议行头颅 CT 或头颅 MRI 检查。

一般来讲，我们常见的偏头痛分为很多种，但最常见的有两种类型，一种叫作有先兆偏头痛，一种叫作无先兆的偏头痛。那么大家一定会好奇，先兆指的是什么？最常见的为视觉先兆，如视物模糊、暗点、闪光、亮点亮线或视物变形等。还会有躯体感觉先兆，如一侧肢体或面部麻木等感觉异常；运动先兆，如轻偏瘫或失语等。

偏头痛诊断应结合偏头痛发作类型、家族史、临床表现和神经系统检查进行综合判断。国际头痛协会（IHS）（2004 年）偏头痛诊断标准对不同类型偏头痛诊断做出如下规定。

无先兆偏头痛诊断标准：符合以下 2～4 项特征，至少 5 次发作。

1. 头痛发作（未经治疗或治疗无效）持续 4～72 小时。

2. 至少有下列中的 2 项头痛特征：①单侧性；②搏动性；③中度或重度头痛；④日常活动（如步行或上楼梯）会加重头痛，或头痛时会主动避免此类活动。

3. 头痛过程中至少伴有下列 1 项：①恶心、呕吐；②畏光、畏声。

4. 不能归因于其他疾病。

伴典型先兆的偏头痛诊断标准：符合以下 2～4 项特征，至少 2 次发作。

1. 先兆至少有下列中的 1 种表现，但没有运动无力症状：①完全可逆的视觉症状，包括阳性表现（如闪光、亮点或亮线）/阴性表现（如视野缺损）；②完全可逆的感觉异常，包括阳性表现（如针刺感）/阴性表现（如麻木）；③完全可逆的言语功

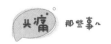

能障碍。

2. 至少满足以下 2 项：①同向视觉症状 / 单侧感觉症状；②至少 1 个先兆症状逐渐发展的过程 ≥ 5 分钟 / 不同的先兆症状接连发生，过程 ≥ 5 分钟；③每个先兆症状持续 5 ～ 60 分钟。

3. 与先兆症状同时或在先兆症状发生后 60 分钟内出现头痛，头痛符合无先兆偏头痛诊断标准中的第 2、第 3、第 4 项。

4. 不能归因于其他疾病。

第四节　偏头痛应与哪些疾病鉴别?

1. 紧张性头痛：这种类型的头痛部位较广泛，有时在前额，有时在头顶、枕及颈部，头痛常感觉为钝痛，头部压迫感、紧箍感，患者常述犹如戴着一顶帽子或者是像戴了紧箍咒一样，头痛常呈持续性，可时轻时重，很多患者感觉头部尤其是头皮疼痛不适，按摩头颈部可使头痛缓解，有的患者还会伴有恶心、呕吐。

2. 丛集性头痛：表现为一串密集的疼痛，痛感强烈，和偏头痛不同的是，丛集性头痛部位多局限并固定于一侧眼眶或是眼球后的位置，有的患者常会因剧烈的疼痛而在晚上睡觉时被痛醒。丛集性头痛发病时间固定，起病突然而无先兆，开始可为一侧鼻部烧灼感或眼球后压迫感，继而出现特定部位的疼痛，患者常疼痛难忍并出现面部潮红、结膜充血、流泪等症状，很多患者还会出现 Horner 征（又称霍纳综合征，临床表现主要为瞳孔缩小、眼睑下垂、眼裂狭小、眼球内陷、患侧额部无汗）、怕光，一般不出现恶心、呕吐。饮酒是引起疼痛的常见原因。

3. 痛性眼肌麻痹：又称 Tolosa-Hunt 综合征，是一种以头痛和眼肌麻痹为特征，涉及眼眶和海绵窦的炎性疾病，海绵窦的非特异性炎症是它最常见的原因，常表现为眼球后及眶周的顽固性胀痛、刺痛，数天或数周后出现复视，并可有第Ⅲ、第Ⅳ、第Ⅵ脑神经受累的表现，出现眼睑下垂、视物成双的患者应该注意本病。治疗后本病多在数月或数年后易复发。这种情况下，完善全脑血管造影术排除颅内动脉瘤是非常有必要的，一般常规激素治疗会有很好的效果。

4. 颅内占位（肿瘤）所致的头痛：颅内占位早期，头痛可为间断性，但随着病情的发展，多成为持续性头痛，进行性加重，越来越痛，可出现颅内高压的症状，如头痛、恶心、呕吐，并可出现局灶症状与体征，如精神改变（如烦躁等）、偏瘫、言语不能、偏身感觉障碍、抽搐等。

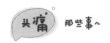

第五节　偏头痛的症状评价量表

你的偏头痛有多严重？偏头痛是一种常见的引起劳动能力下降的疾患，且常伴发焦虑、抑郁等心理疾患。常用的评价偏头痛严重程度的工具是视觉模拟量表（visual analogue scale，VAS），见表4-1，大家可以对照评价，对自己的偏头痛有一个更好的认识。

视觉模拟量表：该法比较灵敏，有可比性。具体做法是在纸上面划一条10 cm的横线，横线的一端为0，表示无痛；另一端为10，表示剧痛；中间部分表示不同程度的疼痛。让患者根据自我感觉在横线上划一记号，表示疼痛的程度。

表4-1　视觉模拟量表（VAS）

无痛├┈┼┈┼┈┼┈┼┈┼┈┼┈┼┈┼┈┼┈┤极痛
0　1　2　3　4　5　6　7　8　9　10

轻度疼痛	不影响工作、生活
中度疼痛	影响工作，不影响生活
重度疼痛	疼痛剧烈，影响工作及生活

偏头痛常给患者的日常生活带来严重影响。在做出偏头痛诊断后，进一步评估其严重程度不仅有助于医患双方全面了解疾病

对患者生理、心理和社会生活等方面的影响，更有助于选择治疗方式，随访判断疗效。

第六节 偏头痛生活质量评估量表

1. 偏头痛特异生活质量问卷24小时（24-hour migraine quality of life querstionaire，MQOLQ），见表4-2。

MQOLQ是评价短期生活质量下降与急性偏头痛发作之间关系的问卷。本问卷为自评量表，评价患者服用治疗偏头痛药物24小时后生活质量受损的情况，可轻松、迅速完成。

每个条目为7分制：1分代表生活质量完全受损，7分代表生活质量没有受损。本问卷得分与其他临床偏头痛指数，如头痛严重程度、活动受限程度、偏头痛相关症状数量、偏头痛症状总体变化及偏头痛持续时间等有显著相关性，问卷结构效度良好。MQOLQ适用于所有偏头痛发作的成年患者，主要为临床试验评估偏头痛治疗而设计，可敏感体现偏头痛发作后24小时内生活质量的主观变化，评价主观健康、日常活动能力及恶心、畏光/怕声及头痛等典型的偏头痛相关症状。MQOLQ不能用于评价头痛发作期间整体生活质量。

表 4-2 偏头痛特异生活质量问卷 24 小时（MQOLQ）

下列问题请您在首次服用治疗偏头痛药物 24 小时后回答，您的生活质量受到多大影响？（请为每道题选择一个答案）

	(1) 所有 时间	(2) 绝大部 分时间	(3) 大部分 时间	(4) 某些 时间	(5) 很少 时间	(6) 几乎无 时间	(7) 完全 无时间
1. 对光／噪音敏感性增加	□	□	□	□	□	□	□
2. 感觉恶心	□	□	□	□	□	□	□
3. 搏动性头痛	□	□	□	□	□	□	□
4. 对偏头痛感到沮丧	□	□	□	□	□	□	□
5. 感觉身体不舒服	□	□	□	□	□	□	□
6. 担心偏头痛药物不能解 决偏头痛的症状	□	□	□	□	□	□	□

您在首次服用治疗偏头痛药物 24 小时内，您认为有多长时间，偏头痛及其伴随症状会限制您的活动？（请为每道题选择一个答案）

	(1) 所有 时间	(2) 绝大部 分时间	(3) 大部分 时间	(4) 某些 时间	(5) 很少 时间	(6) 几乎无 时间	(7) 完全 无时间
7. 每天正常的工作（外面 的工作、学业及家务）	□	□	□	□	□	□	□

续表

8. 保持清醒	☐	☐	☐	☐	☐	☐
9. 操作机器或交通工具（包括家庭用具和工作设备）	☐	☐	☐	☐	☐	☐
10. 享受生活	☐	☐	☐	☐	☐	☐

在首次服用治疗偏头痛药物 24 小时内，您认为有多长时间，偏头痛及其伴随症状会对您产生消极影响？（请为每道题选择一个答案）

	(1) 所有 时间	(2) 绝大部 分时间	(3) 大部分 时间	(4) 某些 时间	(5) 很少 时间	(6) 几乎无 时间	(7) 完全 无时间
11. 与您亲近人的关系	☐	☐	☐	☐	☐	☐	☐
12. 与其他人的关系	☐	☐	☐	☐	☐	☐	☐
13. 能力水平	☐	☐	☐	☐	☐	☐	☐
14. 良好睡眠能力	☐	☐	☐	☐	☐	☐	☐
15. 情绪	☐	☐	☐	☐	☐	☐	☐

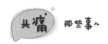

2.偏头痛特异生活质量问卷（MSQOL），见表4-3。

偏头痛通过不同方式影响生活。请画出下列陈述中最能准确描述偏头痛发作时感受的选项。本量表共25个项目，每个项目1～4分，总分25～100分，分值越低表示生活质量越差。

表4-3　偏头痛特异生活质量问卷（MSQOL）

姓名_____　性别_____　年龄_____　科室_____

1.因为偏头痛，调整生活节奏很重要

　1分＝是的，非常重要

　2分＝是的，很重要

　3分＝不，不重要

　4分＝不，一点也不重要

2.因为偏头痛，我要尽量避免过度劳累

　1分＝是的，我全力尽量避免

　2分＝是的，我会避免

　3分＝不，我不会避免

　4分＝不，我根本不在乎

3.因为偏头痛，处于熟悉的环境中是很重要的

　1分＝是的，非常重要

　2分＝是的，很重要

　3分＝不，不重要

　4分＝不，一点也不重要

4.偏头痛发作时，我感到无助

　1分＝是的，非常无助

　2分＝是的，很无助

　3分＝是的，有些无助

　4分＝不，一点也不无助

5.我担心自己的偏头痛发作会干扰别人的生活

　1分＝是的，我非常担心

　2分＝是的，我很担心

　3分＝是的，我有些担心

4分=不，我一点也不担心

6. 我的生活以偏头痛为中心

1分=是的，非常同意

2分=是的，很同意

3分=不，不同意

4分=不，一点也不同意

7. 因为偏头痛，规律吃饭很重要

1分=是的，非常重要

2分=是的，很重要

3分=不，不重要

4分=不，一点也不重要

8. 因为偏头痛，我担心自己会忽略周围的人

1分=是的，我非常担心

2分=是的，我很担心

3分=是的，我有些担心

4分=不，我一点也不担心

9. 因为偏头痛，我怨恨自己耽误时间

1分=是的，我非常怨恨

2分=是的，我很怨恨

3分=是的，我有些怨恨

4分=不，我一点也不怨恨

10. 因为偏头痛，我不喜欢依靠别人

1分=是的，我非常不喜欢

2分=是的，我不喜欢

3分=不，我不这样认为

4分=不，我一点也不这样认为

11. 因为偏头痛，我不愿意做计划

1分=是的，我非常不愿意

2分=是的，我不愿意

3分=不，我不勉强

4分=不，我一点也不勉强

12. 因为恐惧偏头痛发作，我要尽量避免过多活动

1分=是的，我全力尽量避免

2分 = 是的，我会避免

3分 = 不，我不会避免

4分 = 不，我根本不在乎

13. 如果长途旅行，我担心会出现偏头痛发作

1分 = 是的，我非常担心

2分 = 是的，我很担心

3分 = 是的，我有些担心

4分 = 不，我一点也不担心

14. 偏头痛使我与亲朋好友关系紧张

1分 = 是的，非常紧张

2分 = 是的，过分紧张

3分 = 不，不过分紧张

4分 = 不，一点也不紧张

15. 我尽量不会去导致偏头痛发作的地方（如光亮、嘈杂或烟雾弥漫的地方）

1分 = 是的，我全力尽量避免

2分 = 是的，我会避免

3分 = 不，我不会避免

4分 = 不，我根本不在乎

16. 因为偏头痛，我为将来担心

1分 = 是的，我非常担心

2分 = 是的，我很担心

3分 = 是的，我有些担心

4分 = 不，我一点也不担心

17. 因为偏头痛，我避免自己太努力

1分 = 是的，我全力尽量避免

2分 = 是的，我会避免

3分 = 不，我不会避免

4分 = 不，我根本不在乎

18. 如果感觉快要发作偏头痛，我会紧张

1分 = 是的，我非常紧张

2分 = 是的，我很紧张

3分 = 是的，我有些紧张

4分 = 不，我一点也不紧张

续表

19. 偏头痛发作时我觉得抑郁
    1分＝是的，我非常抑郁
    2分＝是的，我很抑郁
    3分＝是的，我有些抑郁
    4分＝不，我一点也不抑郁

20. 因为自己的偏头痛，我担心别人失望
    1分＝是的，我非常担心
    2分＝是的，我很担心
    3分＝是的，我有些担心
    4分＝不，我一点也不担心

21. 因为偏头痛，我担心自己能否胜任工作
    1分＝是的，我非常担心
    2分＝是的，我很担心
    3分＝是的，我有些担心
    4分＝不，我一点也不担心

22. 因为偏头痛，保持规律生活很重要
    1分＝是的，非常重要
    2分＝是的，很重要
    3分＝不，不重要
    4分＝不，一点也不重要

23. 我觉得我的偏头痛很可怕
    1分＝是的，非常可怕
    2分＝是的，很可怕
    3分＝不，不可怕
    4分＝不，一点也不可怕

24. 我很生气，什么都不能控制偏头痛发作
    1分＝是的，非常生气
    2分＝是的，很生气
    3分＝是的，我有些生气
    4分＝不，一点也不生气

25. 我担心别人会认为我用偏头痛做借口
    1分＝是的，我非常担心
    2分＝是的，我很担心
    3分＝是的，我有些担心
    4分＝不，我一点也不担心

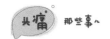

第七节　偏头痛失能程度评估问卷

　　偏头痛发作时，头痛剧烈常常影响日常活动，严重影响工作、学习及社会角色功能（偏头痛引起的失能）。而偏头痛失能程度评估问卷可对偏头痛引起的失能程度进行定量的评估，除应用于研究外，还能帮助医生认识到偏头痛的严重程度。失能程度问卷反映人的受限制程度，一般情况下，分值越高，失能程度越重。反映偏头痛失能程度的量表较多，常用的是偏头痛失能程度问卷（MIDAS），见表 4-4 和头痛影响测试 -6(HIT-6) 量表，见表 4-5。

　　MIDAS 由 Stewart 等设计完成，已在世界范围内广泛应用，也是被专科医生应用较多的头痛失能问卷，包含 5 个问题，评估在过去 3 个月内，偏头痛所致的在以下 3 个领域（学校学习或单位工作、家庭工作或家务、家庭或社会休闲活动）的时间消耗。MIDAS 具有较好的重测信度、内部一致性和效度，其有效性也已通过连续 3 个月头痛日记得到证实。MIDAS 评分计算 5 个问题的总和，分数范围为 0 ～ 270 分。根据 MIDAS 问卷评分将失能程度分为 4 级：很少或轻微失能（I 级：0 ～ 5 分）、轻度失能（II 级：6 ～ 10 分）、中度失能（III 级：11 ～ 20 分）和重度失能（IV：≥ 21 分）；IV 级失能又可进一步分为 IVA 级（21 ～ 40 分）

和 IV B 级（≥ 41 分）。

表 4-4　偏头痛失能程度评估问卷（MIDAS）

1. 在过去的 3 个月内，您有多少天因为头痛不能去上班或上学？

2. 在过去的 3 个月内，您有多少天由于头痛影响部分工作或学习（效率下降一半以上）？

3. 在过去的 3 个月内，您有多少天由于头痛不能做家务？

4. 在过去的 3 个月内，您有多少天由于头痛影响做部分家务（效率下降一半以上）？

5. 在过去的 3 个月内，您因为头痛错过的探亲访友、聚会、娱乐（如看电视、打牌等）的活动有多少天？

　A. 在过去的 3 个月内，您患头痛的天数？（若一次发作超过一天按一天计）

　B. 在过去的 3 个月内，以 0 ～ 10 分计头痛平均严重程度（0 分 = 不痛，10 分 = 疼痛的极限）

评分分为 4 个等级：

0 ～ 5：MIDAS I 级，很少或无失能。不太需要医学干预。

6 ～ 10：MIDAS II 级，轻度失能。对生活有明显影响，需要急性期规范化治疗。

11 ～ 20：MIDAS III 级，中度失能。严重影响生活，需要急性期规范化治疗。

21 及以上：MIDAS IV 级，重度失能。需要预防性治疗。

　　头痛影响测试 -6（HIT-6）由心理测量学家设计，评价头痛对患者工作、家庭和社会活动的影响。该量表由 6 个问题组成，分别衡量了头痛的 6 个方面影响：疼痛程度、角色限制、活力、社会功能丧失、情感功能受损、社会功能受损情况，评价患者 4 周内受头痛影响的程度。HIT-6 评分（36 ～ 78 分）将头痛

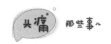

的影响分为 4 个等级：无或轻度影响（36 ~ 49 分）、中度影响
（50 ~ 55 分）、显著影响（56 ~ 59 分）和严重影响（60 ~ 78
分）。和 MIDAS 相比，HIT-6 适用于所有类型的头痛，评价时间
短，其内容也包含了受情绪、心理影响的因素，因其易于理解和
接受，常用于互联网，方便患者理解头痛负担，而 MIDAS 更适
用于专科门诊医生使用。

表 4-5　头痛影响测试（HIT-6）

问题	评价
1. 在既往的头痛中，出现重度头痛的情况	根本没有　偶尔会　有时　经常　总是
2. 头痛使你的日常活动受限，如不能做家务、工作、学习或社会活动	根本没有　偶尔会　有时　经常　总是
3. 头痛时，你希望躺下来休息	根本没有　偶尔会　有时　经常　总是
4. 在过去 4 周里，因为头痛感觉疲惫，不去工作或从事日常活动	根本没有　偶尔会　有时　经常　总是
5. 在过去 4 周里，因为头痛使你感觉厌倦、易激惹、发脾气	根本没有　偶尔会　有时　经常　总是
6. 在过去 4 周里，因为头痛使你在做事情、工作、学习等日常活动时不能集中注意力	根本没有　偶尔会　有时　经常　总是
总分	

注：6 分 = 根本没有，8 分 = 偶尔，10 分 = 有时，11 分 = 经常，13
　　分 = 总是。

第八节　偏头痛疗效评定表

偏头痛的疗效评定表（表 4-6）主要采用计分法，着重评定头痛发作次数、程度、持续时间、伴随症状及其他。根据综合评分分为严重头痛（积分 ≥ 19 分）、中度头痛（积分 ≥ 14 分）、轻度头痛（积分 ≥ 8 分）。疗效评定注意起点分不能低于 8 分，疗程不能短于 1 个月，建议连续治疗 3 个月为好，疗效分为控制（疗程结束后无发作性偏头痛，停药 1 个月不发病）、显效（治疗后积分减少 50% 以上）、有效（治疗后积分减少 20% ～ 50%）、无效（治疗后积分减少 20% 以下）。对于每月发作 5 次以上的患者，治疗后发作频率减少 75% 以上者，疗效评定时减 4 分；减少 50% ～ 75% 者减 3 分；减少 20% ～ 50% 者减 2 分。

表 4-6　偏头痛疗效评定表

临床表现	症状记分	治疗前	治疗后
头痛发作次数	0 分：无发作 3 分：每月发作 2 次以下（≤ 2 次） 6 分：每月发作 3 ～ 4 次 9 分：每月发作 5 次以上（≥ 5 次） 注：如果头痛在上次缓解后 48 小时内重新出现，应视为 1 次发作		

临床表现	症状记分	治疗前	治疗后
头痛持续时间	0分：无发作 3分：每月平均发作时间≤12小时 6分：每月平均发作时间持续＞12小时且≤2天 9分：每月平均发作时间持续＞2天		
头痛程度分级	0分：不痛 3分：疼痛量表测定数字为＞0且≤3.5 6分：疼痛量表测定数字为＞3.5且≤6.5 9分：疼痛量表测定数字为＞6.5且≤10		
伴随症状	0分：无 1分：伴有恶心、呕吐、畏光、怕声其中1项 2分：伴有恶心、呕吐、畏光、怕声其中2项 3分：伴有恶心、呕吐、畏光、怕声其中3项		
其他症状	0分：无其他症状 1分：有其他症状		
总评分			

第九节　抑郁自评量表

抑郁自评量表（self-rating depression scale，SDS）是 William W.K.Zung（美国杜克大学）于1965年编制的（表4-7），用于衡量抑郁状态的轻重程度及其在治疗中的变化。该量表在我国的心理学基础研究及实践评估中应用广泛。

适用范围：适用于各种职业、文化阶层、年龄段的正常人或各类精神疾病患者。但文化程度或智力水平较低者不能进行自评。

测验说明：本评定量表共有20个项目，需被测试者根据最近一星期的实际感受，选择一个与被测试者情况最相符合的答案。

A：从无或偶尔（过去一周内，出现这类情况的日子不超过一天）

B：有时（过去一周内，有1～2天有过这类情况）

C：经常（过去一周内，有3～4天有过这类情况）

D：总是如此（过去一周内，有5～7天有过类似情况）

被测试者根据自己的真实体验和实际情况来回答，不需要花费太多的时间去思考。一般需要5～10分钟完成。

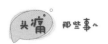

表4-7　抑郁自评量表（SDS）

评定项目	从无或偶尔	有时	经常	总是如此	选项
1. 我感到情绪沮丧，郁闷	A	B	C	D	
2. 我感到早晨心情最好	A	B	C	D	
3. 我要哭或想哭	A	B	C	D	
4. 我夜间睡眠不好	A	B	C	D	
5. 我吃饭像平常一样多	A	B	C	D	
6. 我的性功能正常	A	B	C	D	
7. 我感到体重减轻	A	B	C	D	
8. 我为便秘烦恼	A	B	C	D	
9. 我的心跳比平时快	A	B	C	D	
10. 我无故感到疲劳	A	B	C	D	
11. 我的头脑像往常一样清楚	A	B	C	D	
12. 我做事情像平时一样不感到困难	A	B		D	
13. 我坐卧不安，难以保持平静	A	B	C	D	
14. 我对未来感到有希望	A	B	C	D	
15. 我比平时更容易激怒	A	B	C	D	
16. 我觉得决定什么事情很容易	A	B	C	D	
17. 我感到自己是有用的和不可缺少的人	A	B	C	D	

评定项目	从无或偶尔	有时	经常	总是如此	选项
18. 我的生活很有意义	A	B	C	D	
19. 假若我死了别人会过得更好	A	B	C	D	
20. 我仍旧喜爱自己平时喜爱的东西	A	B	C	D	
合计总分					

选项分值：正向计分：A=1 分，B=2 分，C=3 分，D=4 分；反向计分：A=4 分，B=3 分，C=2 分，D=1 分。反向计分项目：2、5、6、11、12、14、16、17、18、20（共 10 题为反向计分）。

结果分析：将 20 个项目的各个得分相加，即得粗分。粗分乘以 1.25，四舍五入取整数即得到标准分。标准分正常上限参考值为 53 分，即标准分 < 53 分说明被测试者无抑郁；标准分 53 ～ 62 分，为轻度抑郁；标准分 63 ～ 72 分，为中度抑郁；72 分及以上，为重度抑郁。

注意事项：

1.SDS 主要适用于具有抑郁症状的成年人，心理咨询门诊及精神科门诊或住院精神患者均可使用。SDS 对严重阻滞症状的抑郁患者，评定有困难。

2.关于抑郁症状的分级，除参考量表分值外，主要还要根据临床症状，特别是主要症状的程度来划分，量表分值仅能作为一项参考指标而非绝对标准。

重要说明：测评结果不能作为诊断结果，如怀疑自己有抑郁症，请务必寻求专科医生帮助，由医生做出诊断。

第十节 焦虑自评量表

焦虑自评量表（self-rating anxiety scale，SAS），由 Willian W.K.Zung（美国杜克大学）于 1971 年编制（表 4-8），是广泛用于精神科临床、精神卫生调查和心理咨询实践中的焦虑状态筛选和诊断的主要工具之一。该量表可广泛应用于评定内科、外科、心身疾病及精神疾病患者的焦虑情绪；也可用来筛查各种特定人群的相关焦虑问题，以及评价心理治疗、药物治疗的效果，具有良好信度和效度。

适用范围：适用于各种职业、文化阶层、年龄段的正常人或各类精神疾病患者。但文化程度或智力水平较低者不能进行自评。

测验说明：

本评定量表共有 20 个项目，需被测试者根据最近一周的实际感受，选择一个与其情况最相符的答案。

    A. 从无或偶尔：过去一周内，出现这类情况的日子不超过1天。

    B. 有时：过去一周内，有1～2天有过这类情况。

    C. 经常：过去一周内，有3～4天有过这类情况。

    D. 总是如此：过去一周内，有5～7天有过类似情况。

    被测试者请根据自己的真实体验和实际情况来回答，不需要花费太多的时间去思考。一般需要5～10分钟完成。

表 4-8 焦虑自评量表（SAS）

评定项目	很少有	有时有	大部分时间有	绝大多数时间有
1. 我感到比往常更加神经过敏和焦虑	1	2	3	4
2. 我无缘无故感到担心	1	2	3	4
3. 我容易心烦意乱或感到恐慌	1	2	3	4
4. 我感到我的身体好像被分成几块，支离破碎	1	2	3	4
5. 我感到事事都很顺利，不会有倒霉的事情发生	4	3	2	1
6. 我的四肢抖动和震颤	1	2	3	4
7. 我因头痛、颈痛和背痛而烦恼	1	2	3	4
8. 我感到无力而且容易疲劳	1	2	3	4
9. 我感到很平静，能安静坐下来	4	3	2	1

评定项目	很少有	有时有	大部分时间有	绝大多数时间有
10. 我感到心跳较快	1	2	3	4
11. 我因阵阵的眩晕而不舒服	1	2	3	4
12. 我有阵阵要昏倒的感觉	1	2	3	4
13. 我呼吸时吸气和呼气都不费力	4	3	2	1
14. 我的手指和脚趾感到麻木和刺痛	1	2	3	4
15. 我因胃痛和消化不良而苦恼	1	2	3	4
16. 我必须时常排尿	1	2	3	4
17. 我手总是温暖且干燥	4	3	2	1
18. 我觉得脸发热发红	1	2	3	4
19. 我容易入睡，晚上休息得很好	4	3	2	1
20. 我做噩梦	1	2	3	4

总分：_____

评定标准：

评定采用 1～4 制记分，评定时间为过去一周内。统计方法将各题得分相加后再乘以 1.25，四舍五入取整数，得到标准分。标准分的临界值为 50 分，分值越高，抑郁倾向越明显。

第五章　头痛的治疗方法

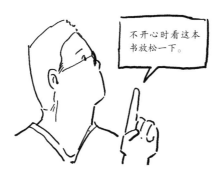

不开心时看这本书放松一下。

杨女士几岁时就开始头痛，光、声刺激和日常活动都会加重头痛。

每天的睡眠时间很少，睡着也会被痛醒。

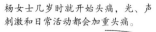
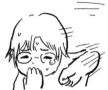
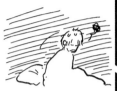

非常理解您……

我们可以做神经阻滞试验，如果有效果的话，咱们就试试神经消融术。

常年靠止痛药维持生活。

多年来辗转多家大型医院都治疗无果。她说有很多次头痛发作时都不想继续活着……

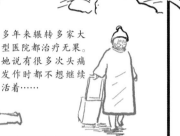

呀！做完神经阻滞试验立刻就好了很多……

随后我们为杨女士做了神经消融术（用特殊方法破坏掉多余的、导致头痛反复发作的神经）。

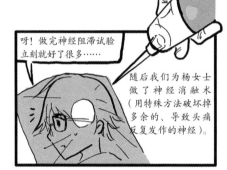

从入院到出院仅5天时间，就彻底解决了杨女士的头痛问题，她对治疗效果非常满意。

咔嚓

术后她表达了对医生的感谢，并拍照留念。

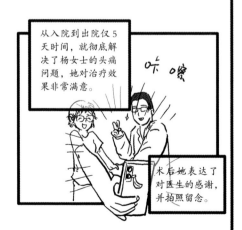

偏头痛的治疗应根据个体严重程度制定相应方案，或者先给予普通止痛药，然后根据患者反应进行调整。必要时可以进行神经微创减压术。
神经微创减压术的优势：
1. 微创手术，创伤小。
2. 术中出血少。
3. 术后反应轻，并发症较少。
4. 住院时间短（3～5天）。
5. 费用低。

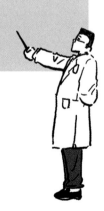

第一节　预防头痛的方法有哪些？

头痛发生的时候是非常难受的。因此，预防头痛更加有意义，下面来了解一下具体的预防方法。

1. 记住吃过的东西。有些人的头痛和饮食有很大关系，巧克力、冷冻肉、醋等含有酪胺和硝酸盐的食物都有可能导致头痛。经常头痛的人应该留意一下自己的饮食，看看自己平时吃了什么食物，如果确定吃了这种食物会头痛，以后就要尽量避免。

2. 规律生活。规律地生活和工作、保证睡眠充足，而且饮食的营养结构要合理，这样就会让身体处于非常健康的状态，可以有效预防头痛发生。

3. 规律运动。有氧运动可以缓解头痛。因此，患头痛的人要养成一个规律运动的习惯。

4. 调整好情绪。愤怒、焦虑、紧张、伤心等情绪都会导致头痛，如果是这些原因引起的头痛一定要注意情绪的调节，找一些可以缓解不良情绪的方法，经常走出去散散心、多和朋友聊聊天等方法都可以缓解情绪。

5. 保护好眼睛。用眼时间太长会令眼睛的压力上升，这种情况也是会引起头痛的。对于这种情况引起的头痛，一定要注意用

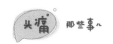

眼的时间，每隔一段时间就要让眼睛休息一会儿。

6. 按揉太阳穴。每天清晨醒来和晚上睡觉之前用中指按揉太阳穴，每天按 10 分钟，这样也可以有效预防头痛。

如果头痛长期持续，还是要及时找到头痛的原因进行针对性治疗，这样才可以有效避免头痛再次发生。因为有些头痛可能只是外因引起的，这种一般不会引起什么健康问题；但也有些头痛是因为疾病引起的，如果不及时治疗对健康的影响是非常大的，所以一定要了解清楚头痛的原因才可以有效解决。

第二节 头痛时吃药、打针，还是输液？

对于不同类型的头痛，处理方法不同。

口服药、打针和静脉输液用药的区别在于药物进入人体的途径不同。静脉输液是将药物直接通过人体的静脉输注到人体的血液循环内而发挥作用。打针是通过肌肉注射将药物直接作用于头痛处。口服药是使药物进入胃肠道，由胃肠黏膜吸收之后再进入人体起效。通常口服药物可能会有首过效应，会在胃肠道内有一部分损失。相比口服药物来说，静脉输液可以更快、更全面地到达人体所要治疗的部位，起到治疗效果。而打针治疗是将独特配方的药物直接注射到病变的神经根部位或附近，发挥阻断疼痛的神经传导、促进损伤修复的作用。因此，一般静脉输液方法的药物起效会比口服药物更快、更好，而打针治疗则比静脉输液更胜一筹。

通常情况下，疾病不是非常严重的时候可以采取口服药物治疗，如果病情比较严重往往就需要去医院进行输液治疗。如果静脉输液治疗缓解不明显，则可以用打针治疗。

就患者而言，遵从医嘱非常重要。当头痛发生时，在接诊医生的建议下，按照头痛原因进行针对性治疗是最有效的。

第三节　目前常用的头痛治疗方法有哪些?

头痛的原因众多，其治疗方法很难一概而论，针对不同类型的头痛，我总结了下面几种治疗方法。

1. 药物治疗。比较常用的是非甾体类镇痛药，如阿司匹林、复方对乙酰氨基酚片、布洛芬缓释胶囊、罗通定片、萘普生片等，这些药物能够缓解偏头痛，对于轻度到中度的头痛有明显的治疗效果，应用时要注意药物的不良反应。较常用的还有阿片类镇痛药物，如曲马多、哌替啶、吗啡注射液、氟比洛芬酯等，以及神

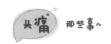

经阻滞注射治疗。

专门针对头痛的药物，如曲普坦类（如舒马曲坦、佐米曲普坦等）、麦角类药物（如酒石酸麦角胺，双氢麦角胺等），能够明显地缓解疼痛，起效比较快，但是要注意很多医院没有这些药物，并且孕妇或严重的高血压、心脏病患者也是不能应用的。另外，β受体阻滞剂，如美托洛尔（倍他乐克）、钙离子阻滞剂、氟桂利嗪均有预防头痛发作的作用。

2.肉毒毒素注射治疗。对偏头痛、神经痛等有独特疗效。

3.生物反馈治疗。肌电反馈训练可以提高肌肉紧张度，使瘫痪肌肉恢复功能或降低肌肉紧张度，使人解除紧张，是通过皮肤将特定的低频脉冲电流输入人体以治疗疼痛的方式。

4.中医疗法。如针灸，对经络不通、气血瘀滞、风寒湿阻滞机体而导致的疼痛有满意的疗效。

5.高压氧治疗。机体处于高气压环境中呼吸纯氧或高浓度氧，以达到治疗头痛的目的。

6.中频脉冲电刺激。将中频指数波分解为多项正弦谐波，以多波形脉冲对该中频指数波进行幅度调制，不同波形的脉冲调制产生不同的生理动力效果，进而产生对人体穴位的振、抖、叩等电刺激，并以低频的多波形脉冲对已调制的中频调制波进行再调制，以产生对人体穴位的压、按、揉等电刺激，使人体能耐受较大的刺激量，且刺激部位较深，从而起到缓解头痛的作用。该方法可改善电刺激器因电解作用而造成皮肤损伤的缺点。

9. 显微手术治疗。通过在显微镜下对局部肌肉组织、血管及筋膜组织的松解，使得粘连或受到刺激的肌肉松解，从而达到对神经减压的作用。

10. 心理治疗。心理治疗可作为药物治疗的辅助疗法，是通过主观想象和客观措施使人达到肌肉松弛、精神安定、减轻焦虑的治疗方法。

第四节　头痛的常用药物有哪些?

只要针对具体的病因就能够使头痛得到合理的控制。头痛有三种专用的治疗药物，出现疼痛之后，选择合适的药物能够有效缓解头痛。

1. 清热解毒药。清热解毒药对于头痛有比较明显的疗效，适用于感冒引发的头痛。其不仅能够有效缓解头痛的症状，还能达到解毒的效果，只是在用药的时候需要谨遵医嘱。这种药物价格相对比较便宜，大多数家庭都能够承受。

2. 麻醉镇痛药。其不仅可以缓解头痛，对于身体其他部位出现的疼痛感，也有比较强的治疗效果。麻醉镇痛药虽然价格比较

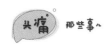

便宜，但是存在相应的弊端。经常使用麻醉镇痛药容易上瘾，所以这种药物并不是主要的推荐方式。

3. 抗抑郁药。有些患者长期处于比较紧张和抑郁的情绪之中，也容易出现头痛的情况。这类患者需要积极地使用抗抑郁药物进行治疗。抗抑郁药基本上都是处方药，需要问诊专业的医生才能使用，遵医嘱用药的同时要多喝水，尽量使自己放松。

4. 解热镇痛药。比较常见的有布洛芬、对乙酰氨基酚等，这些药物在很多感冒药中也有添加。头痛患者可以遵医嘱服用以缓解头痛。

头痛十分常见，但是不容忽视，出现头痛的情况之后，首先要寻找引发头痛的原因，针对具体的原因采取相应的治疗，才能够得到比较好的效果。对于头痛的治疗要问诊专业的医生，在治疗的过程中，不能够病急乱投医，贸然地用药往往会导致疾病变得更加严重。

第五节　头痛的物理疗法有哪些?

头痛的物理疗法有很多，如针灸、推拿、生物反馈结合肌肉松弛训练、心理治疗、高压氧治疗、对头痛触发因素及生活方式的关注和管理等。

针灸疗法是被普遍采用的物理治疗方式，治疗头痛的效果非常好，主要适用于神经性的头痛、偏头痛、肌紧张性头痛。穴位选择主要是百会穴、四神聪穴、风池穴、头维穴，还有双侧的太阳穴等。而且患者也可以参照这些穴位的图谱，自己在家里进行按摩。

预防头痛主要是平时针对生活方式进行干预，避免诱发因素，如避免熬夜、喝咖啡、喝浓茶和酒类饮品，避免吃奶酪、巧克力等含酪氨酸高、极易刺激神经递质分泌的食品。

第六节　针灸可以治疗头痛吗？

针灸可以治疗头痛。引起头痛的原因颇多，但不外虚实两类，每类头痛根据其部位的不同，又可分为若干类型。

一、实证

（一）前额头痛

1. 全前额痛

主要症状：头痛下午加剧，并有其他症状。

分析：本病乃有实热，又复风热之邪侵犯阳明经及少阳经，

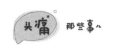

以致局部经气不畅而发生前额头痛。此为阳明、少阳俱病之证。由于阳证甚于阳时，故头痛下午加剧。

取穴：主穴是头维穴。外感诱发兼头晕者，加刺风池穴；热盛上壅，面色潮红者，加刺合谷穴；兼目赤、目胀者，加刺太阳穴。风邪重者，加刺风池穴以散风。阳热上壅者，加刺合谷穴以泻热解表。由于眼睑及目眦属小肠，故目疾导致的前额痛加刺太阳穴可泻小肠之实热（因太阳穴为奇穴，近小肠，亦有将其划归小肠经者）。

刺法：头维穴向上沿皮刺。太阳穴可放血少许。刺后留针10～15分钟，应提留（即针下得气后，稍提动针柄后留针，此手法可利于散邪）。

穴意：头维穴属足阳明经，又为阳明与少阳之交会穴，又可通过阳明本经直达督脉之神庭，故针刺头维穴其作用可达全前额部，所以古人有"前额属阳明"之说。由于本病阳明、少阳俱病，故刺头维穴时针尖宜向上，即迎胆经而刺。这样既泻阳明，亦泻少阳，有刺一穴而泻两经之效。

2. 眉心痛

主要症状：痛在印堂上前额处，有时向左额角或右额角发散，起床后痛剧，下午略轻，汗后痛减，多见于鼻疾。

分析：本病乃风热之邪袭扰于督脉及手足阳明之脉所致。

取穴：主穴为上星穴、迎香穴。配穴同全前额痛。

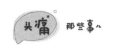

刺法：点刺（针下得气后，稍事催气，立即出针以利散邪）。

穴意：诸阳经皆会于督脉，上属督脉，通达眉心，故刺上星穴、可泻诸阳经之热。迎香穴为手足阳明经之交会穴，足阳明经可通过头维穴、神庭穴以达眉心，故上星穴、迎香穴相配治眉心痛常获捷效。

（二）偏头痛

1. 神经性偏头痛

主要症状：痛在耳上前方额颞部，痛甚则波及耳目，按之痛减。

分析：该病乃风邪袭于足少阳经所致。足少阳经行于头角，通于耳目，故邪袭少阳则病偏头痛。

取穴：主穴为丘墟穴。配穴同全前额痛。

刺法：直刺入骨缝中，提留，留针 15 ～ 20 分钟。

穴意：丘墟为胆之原穴，专治脏腑及其表里经之病。另外，丘墟穴在足，用以治头目病，正合"上病下取"之意。

2. 三叉神经痛（第一支）

主要症状：额角上方痛剧，且发散至眉心、面颊及牙齿，甚则触及头皮、头发亦使痛增，进食或有精神刺激、头被风吹时疼痛亦增。

分析：风热之邪结于头角，以致经气郁闭故痛甚。

取穴：至阴穴。

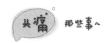

刺法：点刺后留针5～10分钟，或痛减即出针。久留针意在通经，不留针或少留针意在散邪，此为风热所致，故以少留针为宜。

穴意：至阴穴为足太阳膀胱经之始点，足太阳之经脉及经筋皆起于至阴而达于头角，而头角正是三叉神经第一支所至之处，故远道取至阴穴可治头角痛。因此《肘后歌》也有"头面之疾取至阴"之说。另外，足太阳经"根于至阴，结于命门，命门者，目也"，故针刺至阴可以治眉目部位疾病。

（三）后头痛

1. 感冒

主要症状：后脑持续性疼痛或兼其他表证。

分析：足太阳膀胱经行于后脑，膀胱又主一身之表，故风寒袭表每致后脑疼痛。

取穴：风池穴，或加刺昆仑穴。

刺法：刺风池穴，头痛止后即出针，以利散邪。刺昆仑穴可留针。

穴意：由于阳维脉主阳主表，故取足少阳与阳维脉的交会穴风池穴以疏解表邪。昆仑穴为足太阳膀胱经之经穴，直通后脑，可调本经之经气，经气得畅则足以抗邪，故可作为外感头痛的远道选穴。

2. 单纯后头痛

主要症状：仅后脑疼痛或牵及项背而有沉紧感，无外感及其他兼症。

分析：本病乃督脉功能失调不能与正经相通所致。由于督脉行于项背正中线及后脑，故督脉失调可致病后脑疼痛且牵及项背。

取穴：后溪。

刺法：直刺，留针 15 ～ 20 分钟。

穴意：因"八脉交会穴"是奇经与正经相通的交会穴，后溪穴属"八脉交会穴"，通于督脉，故刺后溪穴可治督脉之病。

（四）头顶痛

1. 肝胆郁热头痛

主要症状：头顶疼痛，且觉囟门沉闷，或兼其他肝胆郁热之象。

分析：足厥阴肝经与督脉会于巅顶而络于脑。肝经郁热常与胆火相侵犯于上，故头顶痛多是肝胆郁热所致。

取穴：蠡沟穴。

刺法：直刺，留针 15 ～ 20 分钟。

穴意：蠡沟穴为肝之经穴，故刺之可泻肝胆经之郁热。

2. 急性脑病头顶痛

主要症状：各种急性脑病（脑膜炎等）引起的头顶剧烈疼痛，触之更甚。

分析：现代医学的各种急性脑病，几乎都会引起剧烈头

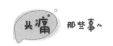

痛。中医认为，肾藏精，精生髓，髓聚为脑，故治脑腑之病当从肾治。

取穴：涌泉穴。

刺法：直刺，留针（提留）10分钟。

穴意：由于脑为髓海，肾生脑髓，故足少阴肾经之穴可治脑髓之病。涌泉穴为肾之井穴，急性脑病常有窍闭，故刺涌泉穴除可开窍外，也可清利头目。涌泉穴位于足心，亦合"上病下取"之意，故该穴治急性脑病之头顶痛常有捷效。刺涌泉穴仅可暂时止头痛，故仅可作为辅助治疗。

二、虚证

（一）全头痛

1. 思虑过度

主要症状：全头痛或痛无定处、精神不振，虽能入睡但记忆力减退。

分析：本病乃思虑过度、脑部经气郁抑不畅而致。

取穴：人中穴、四神聪穴。

刺法：直刺，留针10分钟。

穴意：人中穴属督脉，通于脑，故刺之可振奋"髓海"以疏畅脑部经气。刺四神聪穴有启脑之功。因针刺上穴意在振奋经气，故留针不宜时间过长，长时间留针则变为抑制，时间过短又达不到疏通经气的作用，因此，留针以 10 分钟为宜。

2. 心肾不交

主要症状：全头痛且晕而胀，以晨起为甚，目眩，夜难入寐。

分析：该头痛乃肾水不足、心阳独亢、心肾不交所致。阳亢于上则清窍被扰、心神不宁，故头痛难寐。

取穴：太阳穴、神门穴、液门穴。

刺法：直刺，神门穴、液门穴留针 15 分钟，太阳穴不留针。

穴意：液门穴为手少阳三焦经之穴，有滋阴益肾之功，故又称水门；神门穴为手少阴心经之穴，因心属火，故又称火门。水门、火门相配可交通心肾，以达水火既济之效。热盛者可先刺神门穴以急清心火，肾虚之象显著者宜先刺液门穴以滋阴为首务。刺太阳穴以清利头目，可除头目之痛胀。

3. 心脾俱虚

主要症状：头痛眩晕，不寐多梦，倦怠纳呆，面色萎黄。

分析：本病乃由脾胃久虚，气血生化无源，气血虚衰，不荣于头目而致头痛眩晕。血虚心失所养，故不寐多梦。

取穴：足三里穴、三阴交穴。

刺法：直刺，留针（宜插留，即得气后再略插之，属补法）10 分钟。

穴意：足三里穴为和胃健脾之要穴，三阴交穴也功善健脾，

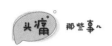

二穴一属阳一属阴，阴阳相伍则生化之源得以振奋，于是气血得充、头目得养则头痛可除。

（二）眉棱骨痛

主要症状：目眶上痛，视物模糊，若闭目稍事休息则疼痛可减。甚则可致偏头痛，劳累时眼球沉重。

分析：常年伏于几案，久视伤血，血不养目，故视物模糊、眉棱骨疼痛。

取穴：攒竹穴、丝竹空穴、三阴交穴。

刺法：攒竹穴、丝竹空穴点刺不留针，三阴交穴留针10～20分钟。

穴意：三阴交穴为足太阴脾经、足厥阴肝经和足少阴肾经三经之交会穴，有补血活血之功，若血充且畅、目得涵养则眉骨痛可除。攒竹穴、丝竹空穴为局部取穴，与三阴交远近相配，相得益彰。

（三）头脑空响

主要症状：自觉头脑空虚作响，且晕痛不能正视，正视则目眩，摇头或睁眼则甚，闭目略轻，腰膝无力或遗精带下。

分析：肾虚于下，则髓海空虚，故变生上述诸症。

取穴：太溪穴。头晕，正视则甚者，加刺太冲穴。

刺法：直刺，留针10分钟。

穴意：太溪穴为肾之原穴，可调补肾气以益精髓，故可治疗髓海空虚之证。因肝肾"乙癸同源"，故肾虚者肝亦必虚，因此，加刺肝之原穴太冲穴以补肝，二穴同用相得益彰。

第七节　脑出血引起头痛该怎么办？

脑出血后头痛的原因有多种，如高血压、脑水肿、高颅内压等。

1. 大部分脑出血与高血压有关，且脑出血后，由于应激反应和脑水肿，血压会比平时升高很多，从而导致头痛，建议及时降压，控制血压水平，以降低脑出血量。

2. 脑出血后往往会引起比出血更广泛的脑水肿，加上本身出血的影响，更易引起高颅内压，刺激大脑上的感受器，从而引起头痛，甚至意识障碍。及时降低颅内压，可有效缓解头痛。另外，脑出血破入脑室系统后引起脑脊液循环受阻、脑积水，也会导致颅内压增高。出现这种情况建议外科脑室引流手术以有效控制升高的颅内压，缓解急性梗阻性脑积水。

3. 脑出血后，血液可以流入蛛网膜下腔，刺激脑膜引起头痛。建议出血量大者，及时外科干预，同时在出血恢复期（血液吸收后）使用血管扩张剂，解除血管痉挛，缓解头痛。

建议脑出血后出现头痛时，及时与医生沟通，由专业医生来判断病因，进行对症治疗。

第八节　吃镇痛药没有效果该怎么办?

头痛发作时，很多患者喜欢用镇痛药来缓解疼痛。有些患者在服药后能迅速见效，有些患者的头痛则没有任何改善，甚至还有头痛加重的迹象。这时候就可以尝试下其他的治疗方式，如热敷、按摩、放松、瑜伽等。除此之外，平时生活中还要注意饮食，适宜吃一些刺激性小、清淡的食物。

1. 热敷。热敷对于风寒受凉、血管痉挛所导致的神经性头痛有很好的效果。热敷的时候需要把热毛巾或者暖手宝之类的东西放在头痛的位置或额头，这样可以快速地达到缓解的目的。

2. 按摩。按摩是缓解头痛非常有效的一个方法，按摩百会穴、太阳穴及列缺穴都可以很好地缓解头痛。不过在按摩的时候一定要找对

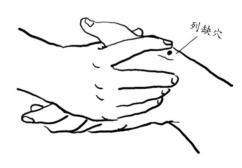

列缺穴

穴位，百会穴在头部的正中央位置，而太阳穴在眼睛的两边，列缺穴在手腕的内侧位置。

3.休息放松。放松对于头痛来说也有很好的缓解作用。当出现头痛的时候，可以找一个安静的环境，然后躺下来安静地休息15分钟左右，休息时身体一定要呈松弛的状态，同时还需要排除杂念。每天这样休息2次，坚持半个月左右就可以达到很好的效果。

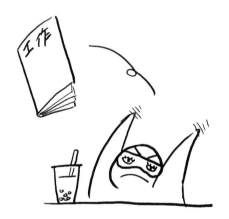

4.瑜伽。神经性头痛患者也可以适当地练练瑜伽。瑜伽是一种修身养性的运动，轻柔的瑜伽动作和呼吸练习可以对神经系统起到镇静的作用。不过瑜伽缓解神经性头痛的方法更适合女性，因为男性练瑜伽难度比较大。

除上面的4种方法之外，还有很多方法可以缓解头痛的问题，不过在选择的时候，一定要适合自身，不然可能会适得其反。

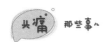

第九节　吃药时应该注意什么？

慢性头痛患者离不开长期用药，但如果长期不规范使用药物，会引起头痛，导致生活质量严重下降，加大治疗难度。头痛患者服用药物时，有以下两个方面需要注意。

第一是要切忌盲目使用镇痛药，要找到头痛病因。很多颅内器质性病变都能引发头痛，如颅内占位性病变、颅内出血等，使用镇痛药容易掩盖病情，找不到病因。

第二是注意使用镇痛药物的不良反应。如果患者应用的是非甾体类消炎镇痛药物，有可能刺激胃肠道，引发胃溃疡甚至消化道出血。注意，麦角类或曲普坦类药物对于患有严重高血压、心脏病者及孕妇是禁止应用的。

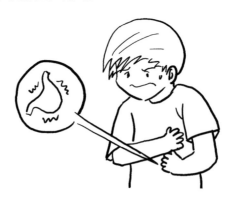

长期使用镇痛药物也很容易诱发药物依赖性头痛，即之前曾患原发性头痛（主要为偏头痛和紧张性头痛），目前每个月至少有 15 天都有头痛症状；每月规律服用 1 种或多种可以对症镇痛的药物 ≥ 10 或 ≥ 15 天（取决于所使用的药物种类，麦角胺、阿片类、复方镇痛药物每月服用 ≥ 10 天；单纯镇痛药类，即对乙酰氨基酚、阿司匹林或非甾体类抗炎药等，每月服用 ≥ 15 天），连续服用超过 3 个月。如果出现头痛查不到病因，就需要注意是不是过度使用药物的原因（过度使用是指药物使用的天数，而不是每次服用药物的剂量）。

总的来说，对于头痛一定要注意寻找原因，不要单纯依靠药物缓解症状而忽略病因。

第十节 药物治疗的疗程是多久？

头痛的治疗疗程要看是什么原因引起的头痛。

虽然目前偏头痛无法根治，但通过相关治疗可以有效控制偏头痛的发作频率及程度。因此，临床医生应该积极地开展各种形式的患者教育，以帮助其确立科学和理性的防治观念与目标。

偏头痛的治疗主要有急性发作期药物治疗和间歇期的药物预

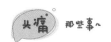

防。此外，非药物干预手段（包括按摩、生物反馈治疗、认知行为治疗和针灸等）对偏头痛治疗同样有效。

急性发作期治疗中，药物治疗有效性标准分为：用药 2 小时后无头痛；用药 2 小时后疼痛改善，由中重度疼痛转为轻度或无痛；疗效具有可重复性，3 次发作中有 2 次以上有效；在治疗成功后的 24 小时内无头痛再发生或无须再次服药。

间歇期预防性用药 3～4 周才能判断疗效，应从小剂量单药开始，缓慢加量至合适剂量，同时注意不良反应。一般观察期为 4～8 周，有效性指标包括偏头痛发作频率、头痛持续时间、头痛程度、头痛的功能损害程度及急性期对治疗的反应。

丛集性头痛、紧张性头痛这类原发性头痛，一般情况下用药 1～2 周能有所好转，如不能有较好疗效的话，需要换其他药物进行治疗，一般情况下同一种药物使用不要超过 2 周。继发性头痛要根据原发病因进行治疗，如颅内占位等器质性颅内病变引发的头痛需要具体评估后使用相应的药物治疗，甚至手术治疗。

第十一节　头痛又犯了，还能吃以前的药吗？

偏头痛是临床比较常见的一种头痛类型，以反复发作的一侧头痛为主要症状。通常偏头痛复发要对症给予镇痛药物治疗，如果是轻度或中度的偏头痛发作，患者可以口服布洛芬缓释胶囊、氨酚待因片、去痛片、吲哚美辛片这类的非甾体类镇痛药来治疗头痛。而如果偏头痛的发作程度比较重，可以口服曲普坦类的药物来镇痛，或通过针灸、头部按摩等方式来治疗头痛。偏头痛发作的时候，患者也要多注意休息，多吃一些富含维生素C的水果，对于缓解头痛也都是有帮助的。平时患者一定要多休息，避免劳累，还有就是多参加一些体育活动，强健身体，放松心情，这些做好了是可以预防偏头痛发作的。

从集性头痛经常发作的患者，在发作前服用药物可以减少发作频率；在症状严重的时候，可以口服以前的药物（如舒马曲坦类药物），以短时间内减轻头痛，有条件的话可以吸氧缓解，同时要保持良好的心态和生活习惯，避免熬夜和过度劳累，以免引起相反效果。

如果尝试服用之前的药物效果欠佳，建议咨询医生，避免因长期服用之前的药物而产生药物依赖性头痛。如果服用一段时间后效果不理想或头痛发作程度增加了，建议去医院检查重新评估病情，在医生的指导下更换药物的种类和剂量。平时避免劳累，多吃些蔬菜、水果，多休息。

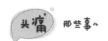

第十二节 头痛治疗的研究进展

头痛发病率高，病因复杂，发病机制尚不十分明确，不易治愈，临床医生面临着巨大挑战。但目前对于不同类型的头痛都有较适宜的治疗方法被不断研究和证实有效，如颈源性头痛的神经阻滞疗法结合了一般神经阻滞疗法的特点及以往药物治疗颈源性头痛的优势，是目前治疗颈源性头痛较好、疗效持久的方法，具有一定的临床推广意义。同时不同神经联合阻滞或神经阻滞与其他方法联合应用，也有待进一步研究。

神经阻滞疗法是目前最新的治疗方法，基于人体神经解剖结构及生理反应，具有确实可靠的理论基础，加之微创技术的应用和先进的影像学设备的辅助定位，它具有操作简单、靶点明确、安全性高、准确性强、适应证广、用药剂量小、治疗时间短、长期疗效高、恢复快等特点，并对患者全身影响小、创伤小。

第十三节 颈椎病引起的头痛，能做牵引吗？

颈椎病引起的头痛即颈源性头痛，是指由颈椎和／或颈部软组织的器质性或功能性病损引起的，以慢性的单侧头部疼痛为主要临床表现的一组综合征。

颈源性头痛为临床常见病及多发病，目前对于颈源性头痛的治疗方法非常多，但并没有哪一种是兼顾安全和有效的治疗方法。

研究结果表明，在仰卧位下行定位拔伸牵引旋转复位治疗颈源性头痛，效果非常显著（有效率达 96.4%），患者也容易接受和坚持。应用此疗法治疗时，患者仰卧位的治疗姿势有利于患者的颈肩部放松，并容易固定患者躯体，使施术时更具安全性。在定位旋转前先行拔伸，可牵拉寰枢关节，使得狭窄的关节间隙拉开。并且，在牵拉的同时进行旋转，使得偏移的小关节更容易复位，且不会产生更多的损伤。研究证明，牵引整复错位的寰枢关节，使寰枢关节轴向位移和成角位移得以纠正，起到了整复和通利关节的作用，提高了寰枢关节的稳定性。对于发病时间越短、越年轻的患者，治疗效果会越满意。

第十四节 颈源性头痛，能手术吗？

颈源性头痛可根据神经根受累部位，分为神经源性疼痛和肌源性疼痛。神经根的感觉根纤维受到刺激引起神经源性疼痛，而其腹侧运动神经根受刺激时则引起肌源性疼痛。

对于病程较短、疼痛较轻的患者可采取一般治疗，如休息、头颈部针灸、牵引、理疗，同时配合口服非甾体类抗炎药。

经一定阶段一般治疗后不能好转者，可尝试颈椎旁病灶注射，在第 2 颈椎横突穿刺注射消炎镇痛药，药液在横突间沟扩散可流到第 1、第 3 颈神经及周围软组织内，有消炎、镇痛、促进神经功能恢复的作用。由于药液直接注入病灶区域所以疗效较好。

经颈椎旁及头部压痛点注射治疗效果不佳者，多由于病变位于椎管内，以椎间盘源性神经根炎多见，这类患者椎旁注射的药液无法到达病变部位，所以可选用颈部硬膜外腔注药法，对于单侧疼痛者，可在第 2、第 3 颈椎棘突间隙穿刺，将针口斜面转向患侧置管注药，也可在第 5、第 6 颈椎棘突间隙穿刺，向头侧置管注药。

部分患者经上述保守治疗后病情可好转。但对于经各种非手术治疗均无效者，多有椎管内骨性异常改变卡压神经根，应考虑外科手术治疗。对有手术禁忌证或手术危险性较大的患者，经患者同意可采用颈神经阻滞治疗，还可采用射频热凝术毁损颈神经后支治疗。手术治疗颈源性头痛有一定的风险，其术后远期疗效尚未见相关报道。

第十五节 头痛要赶紧降血压吗?

头痛是临床多种疾病的一种伴随症状, 其病因有多种, 高血压就是其中一种常见病因。

高血压直接引起的头痛多位于前额、枕部或颞部, 表现为头部一侧或双侧跳痛, 程度不等, 可伴恶心, 收缩压可高亦可正常, 舒张压多升高, 头痛持续时间长, 尤其在劳累、紧张之后加重。头痛的程度与血压的高低不平行, 而与血压升高或降低的缓急有关。高血压头痛严重影响患者的身心健康、日常生活和工作。

在颅内各组织中, 硬脑膜、血管和部分脑神经对疼痛敏感, 当外周血压持续性或骤然升高时, 反射引起颅内小动脉痉挛或扩张, 血管壁神经末梢受到刺激则引起头痛。高血压患者交感神经兴奋性增高, 引起颅内血管张力增高, 就会出现头痛。如果头痛不是特别厉害, 可以在家测血压后休息、按摩、口服镇痛药。如果头痛特别厉害, 血压高伴恶心、呕吐、肢体活动障碍等, 要去医院就诊, 可能有出血或高血压危象, 这些是非常危险的。因此, 要根据头痛的情况赶紧测血压, 如果血压特别高, 要及时处理。

平时不注意工作和休息的合理安排, 生活不规律, 过度紧张和疲劳, 不能保证充足的睡眠, 常吃富含胆固醇、高盐的食物,

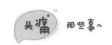

吸烟，酗酒，不能坚持治疗及定期查血压等均可造成血压控制不理想而引发头痛。因此，在控制血压的同时，还应积极改善生活方式，进行综合治疗，防止并发症的发生。

第十六节　头痛引起的心理疾病的治疗要点

　　头痛心理治疗的研究是较为广泛的，曾文星的著作《心理治疗的系统训练》介绍了心理治疗训练的基本要求，认为综合性、系统性、长期性的心理治疗训练是现代精神医学里很重要的一门学科，也是推行心理卫生的重要基础。黄雪薇的著作《豁达放松治疗：一种新型的心理治疗方法》介绍了豁达放松治疗是基于帮助患者康复、参考长期头痛患者共同特点而创立的；其理论精髓为：通过规范治疗，豁达放松可融入认知、情感、行为和日常生活方式中，并逐渐渗透到潜意识，成为人的习惯性心理行为模式；其治疗目标是使接受治疗的个体达到在任何情况下都可调整到豁达的心境、全身心放松的状态；其疗法特点为简单易行、方法多样、富于吸引力，通过注意力的转移来对患者的偏头痛进行辅助治疗。

　　心理治疗法分为以下几种：心理咨询、系统脱敏法、自我调整法、病态心理分析。

1. 咨询心理学是心理学的一门分支学科, 目前已得到广泛的重视。在心理咨询过程中, 心理咨询师针对各类问题进行有关知识的介绍及心理状态的分析, 解除了患者的紧张心理, 便消除了头痛的心理因素。

2. 系统脱敏法是心理治疗中行为矫正疗法之一。行为矫正疗法的主导思想是认为人具有自我控制和自我调整的能力, 而各种病态心理和由此而呈现的症状均可以通过学习来调整和改造。治疗前首先要深入了解引起患者恐惧的各种刺激情景, 然后将导致恐惧的刺激进行分层, 从弱至强系统地给予脱敏。

3. 自我调整法也属于行为矫正疗法。通过一套特定的程序, 以机体的一种反应去改善机体自身的另一种反应, 即调整心理的过程, 从而改善机体状况。其方法是每当感到有轻微头痛时立即双目微闭, 用手指轮流按摩头部印堂、太阳及风池穴的位置, 与此同时逐步练习放松头面部肌肉。由于额部肌肉的松弛常能导致头部及全身肌肉的松弛, 因此该法适合治疗紧张性头痛。

4. 病态心理分析。原发性头痛患者经仔细调查分析, 常能发现有各种原因所致的病态心理, 如焦虑、紧张、疑病等。以疑病为例, 考虑到患者的疑病心理, 在心理治疗的同时给予多次的体检、胸透与化验, 可能会消除患者的病态心理, 随之头痛症状也可部分消除。

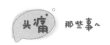

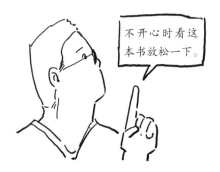

除上述专门的心理治疗方法外，从广义来说，患者所处环境的改变、周围人的语言影响等均有心理治疗作用。

综上所述，应用心理治疗方案对治疗头痛具有积极意义，是排除患者不良心理应激反应的较佳治疗方案，能够改善患者头痛的等级，并有长期控制的疗效，值得临床广泛应用及推广。

第十七节　头痛的肉毒毒素治疗

在自然界中，我们可以检测到从 A 到 G 大概有七八种肉毒毒素，但临床上我们用得最多的是 A 型肉毒毒素（botulinum toxin type A，BTX-A），其是一种神经毒素，可以麻痹肌肉神经而使肌肉停止痉挛。

目前，BTX-A 已得到广泛应用，医疗美容机构用其去除面部尤其是前额皱纹，医疗机构多用于治疗肌张力障碍和肢体痉挛状态、眼睑痉挛和斜颈等。1998 年，Binder 等发现在使用 BTX-A 除皱美容的同时，患者的偏头痛得以缓解，从而首次报道了 BTX-A 用于临床治疗偏头痛的可能。此后，肉毒毒素治疗头痛成为研究热点，尤其是对于慢性偏头痛。现有研究结果表明，BTX-A 对一些类型的原发性头痛均具有一定疗效。

BTX -A 预防及治疗头痛的机制目前仍处于广泛研究中。现有研究结果证实：炎性介质通过级联反应促使外周痛觉感受器敏化，继而中枢感受器敏化，导致疼痛发生，BTX-A 主要通过干扰炎性介质通路而抑制疼痛。

BTX-A 在慢性偏头痛治疗的有效性及安全性上已经有大量对照实验研究证实，但治疗其他原发性头痛依据尚不充分，在慢性偏头痛的预防及治疗中，早期应用、多点注射和长期治疗可能疗效更佳，且对顽固性偏头痛、药物依赖性头痛可能有效，预防及治疗机制仍需进一步探索。

第十八节　头痛的外科治疗

头痛的治疗应该以药物治疗为基础，特别是发病的初期，药物治疗一般也能取得确切的疗效。但是随着病程的进展，疼痛反

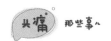

复发作成为慢性头痛，药物治疗的效果也会逐渐减退，不良反应会愈发明显，此时外科治疗应该作为首选。

一、头痛的外科治疗原则

头痛的外科治疗主要适用于慢性头痛，可以分为3类手术：神经解剖性手术、神经破坏性手术和神经调控性手术。

1. 神经解剖性手术是针对神经解剖结构的异常来进行调整，例如，脑神经根的微血管减压术（microvascular decompression, MVD）就是将压迫脑神经根的血管与神经根分离开，用特殊的减压材料将血管垫离神经根，解除血管对神经根的压迫，尤其适用于治疗有血管压迫的三叉神经痛和舌咽神经痛。

2. 破坏性手术则是应用机械、物理或化学的方法对神经进行破坏，如药物阻滞、射频毁损、球囊压迫、伽马刀照射、神经切断等术式都属于此类。

3. 至于神经调控性手术则是采用神经电刺激的方法对神经功能进行调控，从而达到控制疼痛的目的。常用的神经调控方法有神经电刺激、重复经颅磁刺激、程控药物泵脑室内或鞘内注药等。根据刺激的部位不同，神经电刺激又可以分为脑深部电刺激（deep brain stimulation, DBS）、运动皮层电刺激（motor cortex stimulation, MCS）、脊髓电刺激（spinal cord stimulation, SCS）、周围神经电刺激（PNS）。

从对受累神经的影响程度来看，神经解剖性手术和神经调控性手术属于微创或是无创手术，而破坏性手术则是有创手术，理论上前者的优势似乎更明显，实际上前者的疗效也更为确切和持久。但是临床上具体术式的选择还不得不考虑患者的病情轻重、身体状况、接受程度等因素，本着操作由简单到复杂、技术由容易到困难、费用由低廉到昂贵的原则，医患双方需要进行综合判断和选择。

二、常见头痛的外科治疗

1. 三叉神经痛：该疾病是手术治疗历史最久远、效果最满意的。虽然在临床治疗中药物阻滞、射频毁损、球囊压榨、伽马刀照射、神经切断等术式都曾有不同程度的应用，但是疗效最为满意的当属脑神经根 MVD。由于三叉神经痛最主要和最常见的病因是三叉神经根的血管压迫，所以对于存在血管压迫的患者，只有 MVD 才有可能根治三叉神经痛。所以目前 MVD 是根治三叉神经痛的首选方法。

对于没有明确血管压迫或 MVD 术后复发的三叉神经痛患者，三叉神经半月节温控射频毁损术治疗是一种不错的选择。适当的射频温度控制不仅可以在有效破坏痛觉神经纤维的同时，最大限度地保留触觉神经纤维的功能，而且术中 C 形臂、CT、神经导航的应用更能提高经皮穿刺半月节的准确性。

在三叉神经半月节温控射频毁损术中，神经导航能够提供实时、可视、准确、无辐射的术中引导，穿刺卵圆孔的一次成功率可达 80% 以上，再结合应用术中的三叉神经高频感觉和低频运动阈值测试，使得半月节射频毁损的精确性大幅提高。

至于三叉神经切断术，无论是做感觉根的部分切断，还是做外周支的完全切断，都应该权衡利弊慎重进行选择，因为神经切断后出现的面部持久麻木，对于很多患者来说同样难以忍受。

2. 偏头痛：星状神经节阻滞对偏头痛有一定的疗效，但是一般难以获得长期稳定的镇痛效果。近年来，国际上对于偏头痛的外科治疗，主要集中在枕神经刺激（occipital nerve stimulation, ONS）的临床应用，ONS 可以显著降低偏头痛的发作频率、持续时间、疼痛强度等。

3. 丛集性头痛：丛集性头痛是最为剧烈的一种头痛，药物治疗最多只是部分减轻疼痛，常用的星状神经阻滞和眶上神经阻滞的治疗效果大多数也是差强人意。近年来，真正为丛集性头痛的外科治疗带来希望的是神经调控手术，包括眶上神经刺激、ONS、额颞眶周围的皮下区域刺激、迷走神经刺激等，都取得了令人满意的疗效。

4. 紧张性头痛：紧张性头痛的范围较为弥散，大多累及双侧头部，如果进行星状神经节阻滞、枕神经阻滞治疗，大多数情况需要双侧分别进行。同样，神经刺激治疗也多采用双侧手术，这样才能获得比较满意的治疗效果。

5.枕神经痛：枕神经痛一般是枕大神经、枕小神经、枕下神经和第3枕神经痛的总称，临床上也多是同时存在。最常用的枕神经阻滞既是一种诊断方法，也是一种治疗方法，操作简便，易于重复。枕神经的脉冲射频治疗也能够得到较好的疗效，但是镇痛效果最持久的仍然非 ONS 莫属。

三、总结

对于多种慢性头痛，外科治疗是一种重要的治疗方法，例如，MVD 可以治疗绝大多数的有血管压迫存在的三叉神经痛。此外，近年来逐渐得到应用的多种神经调控手术，不仅对偏头痛、丛集性头痛、枕神经痛等头面痛有显著的疗效，而且具有创伤小、可调节等优点，代表着疼痛外科手术治疗的发展趋势，为慢性头痛的有效治疗提供了新的方法。

第十九节　顽固性偏头痛的手术方法

说起偏头痛，大家并不陌生，因为它并不少见，早在 2500 年前的古书上就有记载。偏头痛临床类型众多，其中最常见的为顽

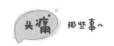

固性偏头痛，这种偏头痛发作次数多、持续时间长、疼痛剧烈，不仅给患者的身体健康带来了影响，同时也影响着患者的生活、工作与学习。

从古至今，治疗偏头痛的方法多保守治疗，主要包括药物、针灸、拔罐等方法，其目的都是为了中止病程或缓解头痛。但根据长期术后追踪发现，这些传统方法对于轻微症状的患者有缓解疼痛的作用，对于顽固性偏头痛则束手无策。

目前，医学界依据血管 – 神经压迫病因学说，发现正常人头皮血管与神经之间是相伴关系，而顽固性偏头痛患者血管与神经之间是相互压迫与缠绕的，在某些特定因素下，血管发生扩张，神经介质增高，疼痛信号通过人的感觉器官传到人的大脑，即发生偏头痛。这一学说的深刻诠释获得众多神经外科专家的认可。因此对于偏头痛，只需通过手术合理有效地将神经与血管分开，让它们回归到自己正常的运行轨道，就可以避免偏头痛的发生。

目前开展的微血管减压术完全符合血管学说发病原理。该手术是一种皮下手术，无须开颅，术前通过神经阻滞试验找到痛点部位，然后在眼眶、耳颞、枕后部位切口 2～5 cm，精准找到神经与血管的压迫点并将其隔离开，术后头痛症状可消失。

第二十节　丛集性头痛的治疗方法

丛集性头痛是比较少见的原发性头痛，是非常严重的头痛，有些患者会有痛不欲生、濒死的感觉。发作时无先兆，头痛固定于一侧眼及眼眶周围。每次发作持续十几分钟，甚至 2 ～ 3 小时，一天可以发作 7 ～ 8 次，也可高达几十次。可能会有发作的间歇期，在发作间期没有任何头痛的表现，但是一旦头痛继续发作，则可能持续 1 ～ 2 个月，并伴有流泪、流涕及球结膜的充血、红肿。另外，患者会烦躁、不安、极度痛苦。

丛集性头痛属于血管性头痛，该病可能由饮酒、天气变化、过敏、颅脑外伤、鼻窦炎、颈椎病等引起，治疗方法与偏头痛治疗基本相同。由于长期头痛，患者会出现情绪抑郁、人格改变等精神症状，因此，预防性的治疗对丛集性头痛患者是尤为重要的，预防性的药物包括维拉帕米、糖皮质激素、锂制剂等。

1.维拉帕米可以有效地预防丛集性头痛的发作，可在用药 2 ～ 3 周发挥最大的疗效。

2.锂制剂同样有预防作用，起效较维拉帕米缓慢一些，治疗范围窄一点，仅适用于其他药无效或是有禁忌证的患者。

3.糖皮质激素常可预防头痛的发作，第 2 周一般都需要逐渐

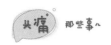

地减量或停药。

如果患者头痛时间比较长、应用药物治疗效果不满意，可考虑行蝶腭神经节阻滞术。一般蝶腭神经节阻滞术都会对丛集性偏头痛有效。

如果在丛集性头痛作急性期，首选吸氧疗法，要给予患者吸入纯氧，流速在 7 ～ 10 L/min，通常应用 10 ～ 20 分钟可以有效地阻断头痛的发作。吸纯氧对于 70% 的患者是有效的。吸氧疗法本身没有什么禁忌而且安全，没有明显的不良反应。

以上方案仅供参考，具体情况请遵医嘱治疗。

第二十一节　颈源性头痛的治疗方法

颈源性头痛是颈椎或颈部软组织的器质性或功能性病损所导致的现象。病因主要为高位上三节颈椎关节改变、肌肉痉挛紧张、韧带周围炎症刺激。症状主要表现为慢性、单侧头部疼痛，疼痛的性质为牵涉痛。治疗的关键在于缓解肌肉紧张痉挛、减轻局部炎症水肿、解除神经卡压，治疗原则为阶梯渐进式。

1. 一般性治疗：对于病程较短、疼痛较轻的患者，可先休息，如不能缓解，再选择头颈部针灸、牵引、理疗的康复治疗方法，同时配合口服一些抗炎药物，如消炎镇痛药物，还可以通过红外线治疗促进局部血液循环。

2. 颈椎旁病灶注射：在引起颈源性头痛的椎旁穿刺注射消炎镇痛药物，对于多数颈源性头痛患者都具有良好的治疗效果。

3. 颈部硬膜外腔注射：经颈源旁和头部压痛点注射治疗效果不佳者，多因为病变位于椎管，遇到这种情况我们可以选用颈部硬膜外腔注射，把消炎镇痛药物直接注射到椎管内，这样可以快速缓解疼痛。

4. 颈神经根毁损治疗及手术治疗：其为目前临床上颈源性头痛的常用治疗手段，包括局部神经阻滞、枕神经注射、肌肉微创松解治疗，同时对于局部阻滞治疗有效者，可进一步通过射频热凝术毁损颈神经治疗，以达到更加长久的治疗目的。如果治疗效果仍然不理想，多数是因为椎管内骨性异常改变卡压神经根，此时需要进行颈椎开放性手术治疗。

第二十二节　难治性头痛的神经调控治疗

神经调控治疗是一种精神系统的治疗方式，是一种比较先进的治疗技术，其采用神经电刺激的方法对神经功能进行调控，从

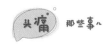

而达到控制疼痛的目的。对大脑四周的神经进行电流刺激从而有效治疗疾病，和针灸的治疗方式比较类似，不过神经调控治疗的位置定位更精确。

常用的神经调控方法有神经电刺激、重复经颅磁刺激、程控药物泵脑室内或鞘内注药等。根据刺激的部位不同，神经电刺激又可以分为脑深部电刺激、运动皮层电刺激、脊髓电刺激、周围神经电刺激（PNS）。他们对脑部的核团进行刺激，从而改变脑中的病变情况，以有效缩短治疗时间，并且不会出现不良反应。经过治疗的患者基本上不会出现反复发作的情况，多能有效治愈。

神经调控治疗与传统的切除性手术相比，由于是电极植入，几乎不存在脑组织的破坏，因此大大减少了传统手术可能造成的神经功能损害带来的手术后遗症，并且在术后可以通过程控的方法进行刺激参数的调整，治疗是可调整的，也就是说也是可逆的。因此，对于那些尝试了各种方法仍治疗无效的难治性头痛患者，可以尝试神经调控治疗。

第六章 头痛的康复治疗和生活调养

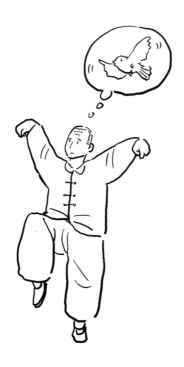

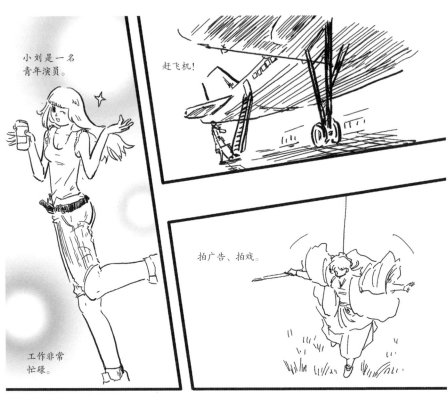

小刘是一名青年演员。

赶飞机!

拍广告、拍戏。

工作非常忙碌。

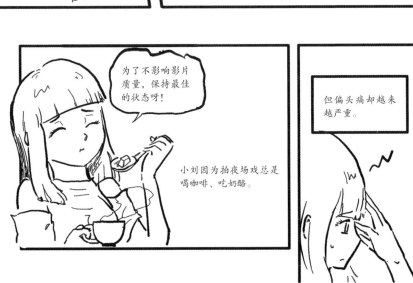

为了不影响影片质量,保持最佳的状态呀!

小刘因为拍夜场戏总是喝咖啡、吃奶酪。

但偏头痛却越来越严重。

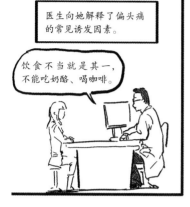

医生向她解释了偏头痛的常见诱发因素。

饮食不当就是其一，不能吃奶酪、喝咖啡。

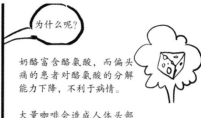

为什么呢？

奶酪富含酪氨酸，而偏头痛的患者对酪氨酸的分解能力下降，不利于病情。

大量咖啡会造成人体头部血管强烈收缩，导致脑部血流减少，引起脑部缺氧，进而导致偏头痛。

坐飞机也是要考虑一种诱发因素。很多旅客也常受此折磨，这种头痛叫航空源性头痛，常在飞行时诱发，也有的人在飞机着落时发生，表现为剧烈的头痛，这可能与气压变化有关，包括可逆性气压伤、炎症或体液压力变化。

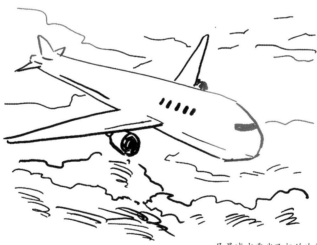

尽量减少乘坐飞机的次数，或者可以在乘机前做预防性康复治疗，如局部按压、咀嚼、鼓气等。

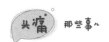

第一节　头痛合并心理疾病的康复要点

　　头痛与抑郁障碍均属于慢性疾病。疾病的发生、进展及波动受到多种风险因素的促发。因此，对患者应进行长期及全程管理，以降低疾病的复发率，提高生活质量、改善治疗预后。管理策略包括以下几点。

　　1. 健康教育：包括头痛和抑郁障碍的疾病知识、患病的危险因素、症状表现、病程发展、治疗方法、预后及治疗依从性的重要性。帮助患者适应全程的治疗，确立科学和理性的防治观念与目标，选择适合个体的现实目标和预期，提高生活质量和社会功能。

　　2. 危险因素管理：对于共病，需行全面评估、个体化识别危险因素，针对危险因素进行早期的干预和管理。有阳性家族史、创伤性生活经历或出现前驱症状的个体，可通过行为指导、自我认知调整、专业的心理咨询及积极的社会支持、选择健康的生活方式、坚持个体化的运动方案、矫正偏差的认知模式、重建积极的社会支持等，降低头痛和抑郁障碍的发病率。

　　3. 患者的康复期管理：头痛和抑郁障碍患者均需要全程综合治疗，定期对其进行随访；实施基于评估的治疗策略；帮助患者学习应对策略，以避免诱发因素使疾病复发；教育并鼓励患者记头痛日记、情绪日记等，发展个人的兴趣爱好，使精神活动能指向积极快乐的事情和环境；增强人际交往，使患者早日痊愈；拥有良好的生活质量和有效的社会功能。

第二节 生活中要警惕什么样的头痛症状？

有些头痛忍一忍就好了？有些头痛是疾病信号，被忽视了，耽误了治疗，后果不堪设想。下面几种头痛情况必须引起重视。

1. 进行性加重的头痛，需警惕脑瘤。许多脑瘤一开始并不一定有头痛，脑瘤的发病是个漫长的演变过程。在肿瘤初起时，脑组织受压较轻，头痛为间歇性的，有或长或短的缓解期，疼痛程度较轻，多为钝痛。随着肿瘤逐渐增大，肿瘤直接牵引、伸展和挤压脑血管，对脑组织的压迫增大，导致大脑的血液和脑脊液循环出现障碍，颅内压增高，刺激对痛觉敏感的神经、脑膜，头痛也日渐加重，并呈持续性。另外，脑瘤的头痛在清晨最明显，有咳嗽、喷嚏、低头等动作时，痛感加重，坐位或站立位则减轻，头痛的部位多为全头弥漫性。

2. 急性头痛＋体温升高，多见于感染性疾病，如脑炎、脑膜炎、脑脓肿等。①脑炎：起病急，头痛往往呈跳痛，很剧烈；患者的体温会在 1～2 天升到 38～39 ℃；还会伴随倦怠、嗜睡、恶心、呕吐、颈部僵硬等症状，要注意的是，细菌、病毒、真菌、寄生虫感染等都可能引起脑炎。②脑膜炎：常常会有剧烈头痛、低热、寒战、烦躁不安的表现，有些患者还会出现食欲减退、腹泻、出血性皮疹等；脑膜炎病因也比较多样，如结核杆菌、疱疹病毒、肠道病毒感染等，就连病毒性感冒都可能是危险因素，一定要及时治疗，以免出现脑损伤。③脑脓肿：头痛往往清晨比较严重，且脓肿的位置不同，伴随症状也有差异，如颞部的脓肿会造成视物异常，大脑的脓肿可造成语言障碍、运动障碍、意识障碍、四肢抽搐，小脑的脓肿可造成眼球震颤等。

3. 突发性头痛 + 呕吐 + 胸痛，小心急性血管病，如脑出血、颅内动脉瘤破裂、主动脉夹层等。①脑出血：头痛是脑出血的首发症状，出血的某一个部位会产生明显的疼痛感，随着出血情况越来越严重，颅内压越来越高，很多人整个头部可能也会有明显的疼痛感，还可伴随明显的呕吐、瞳孔不等大、意识障碍、视力模糊等。②颅内动脉瘤破裂：其引起的头痛像霹雳或刀割一样；疼痛的位置在前额和太阳穴附近，或者整个头部；常伴有恶心呕吐、颈项强直、视物模糊、怕光、意识模糊的症状；这类头痛大多发生在剧烈运动或用力排便之后。③主动脉夹层：此类患者不仅有头晕、头痛，还会伴随刀割样或撕裂样的胸痛，持续时间较长；还会出现牵涉痛，如胸背痛很快转移腹部痛，继发脑梗死及出血等疾病。急性血管病死亡率、致残率及复发率都很高，所以一旦有上述不适，尤其是本身有基础疾病的人群，更要及时就诊。

第三节　头痛患者日常生活应注意什么？

头痛患者日常生活中注意以下 7 点可以减少或减轻头痛的发生。

1. 生活要有规律，早睡早起，按时入睡，按时起床，保证足够的睡眠时间，不要熬夜，但也不要过度睡眠。在夏天，每天中午可以小憩，没有午睡习惯者，可以慢慢培养习惯。 如果作息不规律，不仅不利于头痛的治疗，还可能加重头痛的症状。

2. 避免过度用脑。用脑过度可使大脑耗氧量增加，易诱发头晕、头痛。故头痛患者平时应尽量避免或少打麻将、下象棋、玩手机等电子产品。

3. 少饮酒，最好是戒酒。酒精对大脑有直接刺激作用，刺激大脑血管强烈收缩。对于高血压患者，喝酒可能会诱发脑血管破裂引起脑出血，严重者可危及生命。喝酒还会使心跳加快、血管收缩、全身各器官的血液循环加速，血压会短暂上升，从而加重脑供血不足，诱发头晕、头痛、耳鸣等顽固症状，严重者还会发生脑梗死。

4. 饮食清淡。尽量少吃油腻、辛辣、难消化、腌制的食物，多食新鲜、清淡、易消化的食物。有一些特别的食物或零食应少吃或不吃，如咖啡、巧克力、可乐等，这些食物可诱发头痛。

5. 保持心情舒畅、心态平和、知足常乐的乐观情绪。避免大喜大悲（打麻将有时会产生这样的情绪），因为大喜大悲可直接刺激大脑神经中枢，轻者可引起头晕、头痛，重者可引起大脑复杂的病理、生理变化。学会减压，避免过度紧张、焦虑。

6. 适当运动。可以进行一些有氧运动，如慢跑、散步、瑜伽等。夏季气候炎热，不宜在强烈的阳光下进行户外活动和锻炼。因为气温高（血管"热胀冷缩"）会引起脑血管及外周血管扩张，诱发头痛。气候寒冷时，冷风刺激脑神经也会诱发头痛。

7. 避免密闭环境。尽量避免去人多嘈杂、空气混浊、空气不流通的地方。这些环境氧含量较低，容易引起头痛。如果要减少头痛发生，需保持室内空气流通、氧含量充足。

第四节　头痛能不能吃巧克力？

巧克力是以可可浆和可可脂为主要原料制成的一种甜食，口感细腻，香气浓郁，同时含有丰富的镁、钾和维生素 A 及可可碱，因而具有高能量值，有提升精神、增强兴奋性等效果，还能提高大脑内一种叫"塞洛托宁"的化学物质的水平，给人带来安宁的感觉，有助于消除紧张情绪，缓解压力。

但是对于少数人来说，巧克力却不是让人幸福的美食，而是一把开启疼痛的"钥匙"。这是因为头痛患者的肠道细菌更容易将巧克力中的苯乙胺转化为亚硝酸盐，亚硝酸盐转化为一氧化氮后会引起血管扩张，从而诱发头痛。因此，头痛的患者是不能够吃巧克力的。

第五节　头痛能不能吸烟？

众所周知，为了预防或改善头痛我们应该保持健康的生活方式，包括饮食、运动、睡眠、卫生、环境等方面，应该戒烟限酒、规律休息、适度运动等。但吸烟者总在问头痛到底能不能吸烟，或者能不能仅仅是减少吸烟量，这个回答是不能！绝对不能！

第一，我们应该知道，燃烧的香烟中包括烟焦油、尼古丁、二氧化碳、一氧化碳及其他一些致癌物质，这些物质中危害性最大的物质——烟碱，对心血管影响很大，特别是对血管张力的影响，它会造成血管硬化，还会造成血液的黏稠度增加、血小板的

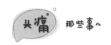

聚集性增高，容易形成血栓、发生脑血管疾病，从而出现头痛症状。另外，血小板聚集性增高会引起血小板内某些物质的释放，如 5 - 羟色胺、去甲肾上腺素、多巴胺等，这些物质与头痛的发生有密切关系。

第二，燃烧的香烟中含一氧化碳，吸入后可以和氧竞争血红蛋白，血红蛋白与一氧化碳结合后即失去了携氧能力，会造成血中的氧饱和度下降、氧分压下降，从而使脑组织供氧不足，引起脑血管扩张，诱发头痛或加重头痛。

第三，燃烧的香烟中含有尼古丁，可以损害小动脉内皮细胞，干扰体内的脂代谢，引起动脉粥样硬化，而动脉粥样硬化是心脑血管疾病的基础，包括冠心病、高血压、脑卒中等，而高血压、脑卒中的头痛症状是最明显的。

此外，中医理论中经常提到"不通则痛"，具体解释就是：吸烟造成血液黏稠度增加，而这种血液流变学方面的变化是"瘀血"征象之一，中医认为瘀血是导致头痛的重要病因。

综上所述，对于目前有头痛症状的患者或想要预防头痛的人群来说，要严禁吸烟！在我国头痛的人群基数非常大，因此，保持良好的生活作息、戒烟限酒、适度运动等，可以在很大程度上预防或改善头痛症状，从而提高患者的生活质量，也可以将国家医疗资源分配在更为急需的方面，如此双赢的事情，大家何乐而不为呢？抵制吸烟，拥抱美好生活！

第六节　头痛能不能喝茶?

　　头痛原因很多, 如高血压、脑血管病、颈椎病、中耳炎、饮酒、吸烟, 甚至感冒都可能诱发头痛。那么头痛可以喝茶吗?

　　建议头痛的患者尽量不要喝茶, 喝茶可能会诱发头痛。头痛发作时, 患者可能会出现波动性头痛, 并伴有恶心、呕吐。多数患者发病有诱因, 比如喝咖啡及含有咖啡因的饮料、浓茶、红酒或啤酒。茶叶中所含的黄嘌呤衍生物、咖啡因及茶碱能兴奋大脑中枢神经系统, 对人的大脑皮层和肌肉有较强的刺激作用, 能提高中枢神经的敏感性, 引起血管的收缩与扩张状态不协调, 释放颅内的致痛物质。过量饮茶还可引起失眠、心悸、头痛、耳鸣、眼花等不适。

第七节　头痛能不能饮酒?

　　酒本身对人体健康有着不利影响, 所以在平时生活中是不建议经常饮酒的, 对于头痛患者, 则更不建议饮酒。不论是原发性

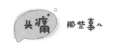

头痛还是继发性头痛，都不建议患者饮酒。

首先，酒的主要成分是乙醇，头痛发作时如果喝酒，乙醇会对血管神经造成刺激作用，如果患者既往有高血压病史，喝酒后由于乙醇刺激作用会使血压增高，造成更严重的影响。

其次，乙醇中含有的一些胺类物质在被人体吸收利用之后，会使肾上腺激素分泌增加，导致血管收缩，头痛会更加严重。

如果患者是偏头痛、紧张性头痛等引起的血管神经头痛，最好不要饮酒。饮酒会降低大脑血流量，导致脑内堆积大量乳酸、钾离子、儿茶酚胺类物质，进而引起脑血管扩张，使患者的头痛症状更严重。

如果患者本身患有脑血管、颅脑外伤等疾病，最好也不要饮酒。脑血管疾病患者的血管壁发生了一系列病理变化，饮酒可以导致颅内压增高，诱发疾病。

如果头痛是全身性疾病引起的，患者应该针对病因进行治疗，在恢复之前不能盲目饮酒，以免加重病情。

另外，在服用治疗头痛的药物期间也不能饮酒，因为可能会产生酒精中毒、药物反应，造成更加严重的后果。

综上所述，头痛患者无论在饭局中还是家中，头痛发作前或头痛发作时都要学会对酒说不，要尽量规范自己的生活习惯，不要让自己的身体处于亚健康的状态。

第八节 头痛能不能喝咖啡？

关于头痛患者能否喝咖啡，我们先从咖啡说起。咖啡是用经过烘焙的咖啡豆制作出来的，其含有一定的营养成分，如烟碱酸、游离脂肪酸、咖啡因、单宁酸等。

咖啡的作用包括：①补充营养；②预防便秘，对皮肤有一定的好处；③促进代谢，消除疲劳；④对抗自由基对人体的攻击，保护心脑血管。从上面我们可以了解到咖啡具有很多功效，下面我们就来聊一聊对于头痛这一类特殊人群喝咖啡是否有益。

咖啡中的咖啡因具有镇痛作用，所以咖啡也有一定的镇痛效果。因此，喝咖啡可以缓解某些非器质性疾病引起的头痛，如一夜未睡好引起的头痛、因血管收缩引起的太阳穴部位头痛。

对于高血压引起的头痛，则应尽量避免喝咖啡，这是因为高血压患者大量饮用咖啡会导致血压升高，加重头痛。有研究显示，一次饮用咖啡后血压升高可持续 12 小时以上。

对于偏头痛患者，由于咖啡中含有的咖啡因容易诱发血管痉挛，增加患者头痛次数，因此，偏头痛患者应尽量避免喝咖啡。

值得注意的是，喝咖啡容易上瘾，过分依赖它也容易导致头痛；不喝咖啡时，睡眠容易产生宿醉现象。

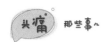

综上所述，对于头痛患者该不该喝咖啡，我们要明确引起头痛的原因，理性对待，不可盲目采取"一刀切"的手段。

第九节　头痛能不能坐飞机?

乘坐飞机的时候，我们常常可以在机场看到对于一些"特殊人群"不建议坐飞机的提醒，所谓"特殊人群"包括:

1. 心血管疾病患者，包括在心肌梗死后 4 周内、脑血管意外发生后 2 周内及严重高血压的患者。

2. 支气管肺部疾病患者，如气胸、先天性肺囊肿和肺活量不足一半的患者。

3. 眼、耳、鼻、喉等疾病患者，如最近做过眼科手术，有急性鼻窦炎、中耳炎及做过固定下颌骨手术的患者。

4. 胃肠道疾病患者，如做过腹部手术不足 14 天、急性肠胃炎、急性溃疡性结肠炎等患者。

5. 精神方面的疾病患者，以往有过暴力或不能预知行为的精神病患者，有脑肿瘤或最近有过颅骨破裂的患者。

6. 血液疾病患者，如患贫血或容易出血的疾病（如白血病或血友病）者。

7. 怀孕超过 240 天或有急迫性流产症状的孕妇。

　　飞机虽然快捷、方便，但存在很多不确定性，可能会出现缺氧、颠簸等情况，这些对于健康人群来说一般不会产生影响，但对于有严重疾病的患者或孕妇，由于环境的特殊，一旦发生险情，没法及时采取必要的急救措施，极易导致人身安全受到损害。因此，乘坐飞机首先要了解自己的身体状况。

　　头痛是日常生活中人们常见的一种症状。对于头痛患者是否可以乘坐飞机这个问题，明确头痛的性质很重要。如果患有急性脑出血、蛛网膜下腔出血、颅内肿瘤、颅内炎症这类严重的疾病，患者不能够坐飞机，需要立即就诊治疗、保持平卧、防止加重病情，危及患者的生命。如果患者是原发性头痛，比如偏头痛、紧张性头痛或神经功能衰弱导致的头痛，平时发作次数少且程度较轻，是不影响患者坐飞机的。但旅途的劳顿可能会加重患者头痛的症状，患者可以对症服用镇痛药来缓解。感冒发热引起的头痛也可以坐飞机，对病情的变化并不会有明显的影响。因此，患者应根据病因来确定是否能坐飞机。

第十节　头痛能不能坐火车？

　　火车是现代的重要交通工具之一，那么头痛的人到底能不能乘坐火车呢？头痛患者在坐火车时都应该注意哪些问题呢？

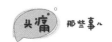

　　对于偏头痛、紧张性头痛等原发性头痛患者，乘坐火车是相对安全的。有些人属于轻中度头痛，出现头痛次数少，在乘坐火车前保证充足的睡眠、放松心情即可。而有些人属于重度头痛，且出现头痛的次数多，这些人乘坐火车时要注意：夏季火车空调温度过低可能导致头部受凉而加剧头痛，这时要注意头部及全身的保暖；在乘坐火车时，由于车厢相对密闭，车厢内环境嘈杂，可能会出现头痛加剧的情况，这时患者可以自己按摩头部（例如，按摩眼睛两边的太阳穴和头部正中央的百会穴等）以缓解疼痛。

　　由脑血管畸形、脑供血不足、脑血栓形成和高血压等疾病引起的头痛患者也是可以乘坐火车的。因为火车相对平稳，不会引起脑血管严重痉挛缺血，不会导致血压骤然升高。但这类头痛患者在乘坐火车时还是应该注意一些问题。由脑血管畸形引起的头痛患者，本身血管供血易受外界一些因素影响，易导致脑血管缺血，而坐长途火车可能容易导致人们出现暴躁、焦虑情绪，加重头痛。因此建议该类患者在坐火车时要保持放松状态，可通过看窗外风景或在手机上看视频来转移注意力，愉悦自己。

　　对于高血压引起的头痛，特别是有吸烟、饮酒史及高盐、高胆固醇饮食的患者，在坐火车前要进行血压监测，并按时服用降压药。在坐火车时，由于空间相对狭小，大部分人会保持一个长期不动的姿势，很少站起来走动，这时全身血流比较缓慢，而且由于火车上条件有限，患者很少喝水会进一步加重血液的黏滞度。在这种情况下，我们就要警惕脑梗死的发生，多喝白开水，在火车平稳的行驶过程中站起来多走动走动。

如果患者除了头痛还有头晕等症状，或头痛剧烈，建议及时到医院就诊明确病因，并遵医嘱服药，安静休息，等到病情稳定后再乘坐火车出门。

头痛不可怕，却也不可轻视。了解头痛，正视头痛，健康出行，才能悦享生活。

第十一节　头痛能不能坐汽车?

头痛能不能坐汽车，需要了解什么原因导致的头痛。

1. 有些头痛患者是晕动病引起的。因为患者在乘车过程中车辆会有加减速及转弯等，会对患者的前庭造成刺激，容易引起患者头晕、头痛。

2. 有些患者空腹坐车，或在坐车前吃得过饱，有可能出现头痛，伴有恶心、呕吐等症状。

3. 很多带有空调的车中空气流通并不好，如果车内有异味也容易导致患者出现头痛症状。

4. 有些患者坐车头痛可能是平时有紧张性头痛或者偏头痛等

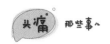

问题，当患者劳累时就容易诱发。

以上几种情况，其实都是可以坐汽车的。只要在坐车的时候注意开窗户通气，多呼吸新鲜的空气；不要空腹坐车，也不要吃得过饱。如果头痛严重，可以口服镇静药或晕车药。平时加强运动、增强体质可以缓解坐车头痛的问题。对太阳、印堂等穴位进行按摩也可以缓解头痛。

有些头痛还是要避免坐汽车。比如，脑出血的患者，头痛很明显，在急性期要绝对卧床休息，避免出血量增大或再次出血。如果脑出血患者病情不平稳，血压、呼吸不稳定，意识不清，肢体瘫痪较重，一般是不能坐汽车的。如果患者病情平稳，生命体征平稳，可以考虑坐车。一些头部或颈部外伤的患者，很可能合并颅内出血或感染，像这样的患者，头痛是致命性的，坐汽车会导致病情恶化。

因此，头痛时是否可以坐汽车先要了解是什么原因导致的头痛。

第十二节　头痛能不能坐船?

总的来说，如果有头痛的症状，坐船很有可能会加重头痛。如果坐船不会加重头痛症状，是可以选择坐船出行的。

　　如果以前没有头痛病史，在坐船时发生头痛，考虑可能是晕动病。晕动病是一种常见而复杂的综合征，可以发生于任何人的功能性前庭系统中。其原因是人们对不熟悉的身体加速产生的不适应，或是由于前庭和视觉刺激之间的感官冲突而产生。比如，一个人在船上，你的眼睛看到船舱内都是相对静止的，你的视觉系统就向大脑传递静止的信息，但是你的前庭系统却感受到船体在摇晃，于是向大脑传递运动的信息，这样大脑就收到了冲突的信号，便产生头痛、头晕、恶心等症状。建议患者避免在恶劣天气下乘船，这会导致头痛发生概率增加。如果必须要乘船，那应该坐在轮船靠近水面或船中心的部位。另外，目前所有的现代化游轮及远洋船都会为乘客提供舒适的舱内设施，需要时也可以选择平躺来缓解头痛。

　　乘客们在乘船前应该好好休息、吃饱喝足、保持心情舒畅，在用餐时应避免酒精及高脂食物。药物治疗也可以缓解坐船时的头痛症状，但许多治疗晕动病的药物也是镇静剂，所以还需谨慎使用。推荐在紧急情况下选用合适的药物作为预防或症状出现后的治疗。维生素 C 能有效抑制坐船时的头痛症状，并且没有不良反应。

　　综上所述，需要根据头痛的原因来确定是否可以坐船，对于坐船会加重头痛症状的人来说，不建议选择坐船出行，可以选择其他合适的出行方式，比如高铁、飞机等。

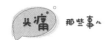

第十三节　头痛能不能玩高空娱乐设施？

日常生活中，我们常见的高空娱乐设施有过山车、跳楼机、海盗船、摩天轮等，很多喜欢追求新鲜和刺激的人都跃跃欲试，这本无可厚非。但对于头痛患者，能不能玩高空娱乐设施呢？在娱乐设施前都有醒目的安全须知提示：高血压、心脑血管疾病或其他严重疾病患者禁止游玩。真的有必要限制吗？

首先，可以明确的是，有颅内动脉瘤或血管畸形的头痛患者，禁止玩高空娱乐设施。关于玩高空娱乐设施诱发脑出血的新闻报道屡见不鲜。尤其对过山车这类设施，它在运行时会产生强大的重力加速度和离心力。随着大型游乐器械的转动，头部会瞬间充血，头部的血压也瞬间升高，这对于有血管畸形、动脉瘤的患者来说非常危险，有可能使乘坐者脑中的血管受到挫伤而破裂，从而导致颅内脑实质出血或硬膜下出血，造成偏瘫，甚至危及生命。

其次，对于儿童和青少年头痛患者，因为其脑血管和大脑尚未发育成熟，玩这种刺激性娱乐设施可能比成人更容易受损伤。同理，对于老年头痛患者，由于其身体机能下降和脑血管老化，也不建议玩刺激性大的高空娱乐设施。

另外，对于健康成年人，短时间内多次玩过山车之类的高空娱乐项目也非常危险。日本一位神经内科专家曾做过一项调查，结果显示有 3 名 20 多岁的年轻人在 1 天内乘坐 4 ～ 10 次过山车后患上长期慢性头痛，其中有 2 人出现硬膜下血肿。

最后，对于心理素质差或有恐高症的头痛患者，也不建议玩高空娱乐设施。人体在高空剧烈运动时，会产生一系列的应激反应，比如交感神经兴奋性提高、肾上腺素上升，使得血糖升高、心率加快，这种反应本是为人体应对异常情况的。应激反应时体内激素水平有别于正常情况，部分人会产生不适感，出现头痛、恶心、呕吐，甚至其他不可预知的症状或风险。

不论设备大小，我们在玩高空娱乐设施前，一定要仔细阅读乘客安全须知内容。千万不要拿自己的生命"挑战"，不适合自己年龄段的项目也不要去做。一定要切记：娱乐千万条，安全第一条。

第十四节　头痛能不能潜水？

随着生活条件富裕，我们享受着生活的乐趣，休闲活动也丰富起来。年轻人喜欢挑战各种运动，潜水也越来越受到人们的青睐。那么，潜水可能出现的各种意外状况你知道多少？出现头痛

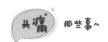

能不能潜水？

　　头痛需要神经内科、耳鼻喉科及精神科等多科室协助诊治，它是潜水的禁忌证。如果初次体验者、潜水爱好者、潜水员及从事水下作业的人员在陆上经常有头痛，那么在水下也有可能会发生头痛，这多由以下原因引起：焦虑或紧张、鼻窦或耳部疾病、受凉、吸入海水、面镜挤压过紧、气体中毒（高浓度二氧化碳）、颈椎病、月经等。当出现头痛、头昏等感觉，必须停止潜水及作业活动，进行通气（换气），直到症状消失为止。另外，潜水时使用的口型吸嘴不适合也可能导致头痛，更换调节器或尝试不同形状的吸嘴能改善连续性头痛。适合你的装备才是最好的。

　　如果你以前没有头痛病史，潜水时出现头痛，考虑原因可能是慢性鼻炎、呛水、身体发凉、暂时性脑血管痉挛而引起脑供血不足。如果潜水时间较长、体能消耗较大，身体处于疲劳状态，血液聚集在下肢，出现脑缺血，也会导致头痛。解决头痛的办法就是减少潜水活动，确保肌肉放松和有足够的保暖装备，合适的呼吸节奏也是关键。潜水时如果头痛持续，应立即上岸，用大拇指在百会穴、太阳穴、列缺穴按摩，或用热毛巾敷头，再喝一杯热水多可缓解，并注意身体保暖。

　　如果初次体验潜水，还要严格遵守潜水的规则，保持与潜水员之间的沟通，穿戴好潜水衣，不要做过快的呼吸动作。不要单独去陌生海域潜水，会有很多潜在危险存在。

第十五节　怀孕期间头痛怎么办？

　　胎儿是生命的延续和爱的结晶，也是一份担当和责任。当孕期出现头痛该如何解决呢？首先，当然不建议孕妈妈在家自行服药，因为有些药物可能会对胎儿有影响。

　　妊娠期头痛分原发性头痛和继发性头痛两大类。原发性头痛指怀孕前就已出现，孕期复发的头痛，如偏头痛、紧张性头痛、丛集性头痛。继发性头痛指由某些疾病引起，包括血管性疾病（高血压、子痫、子痫前期、可逆性脑血管收缩综合征、脑静脉血栓、脑卒中）和非血管性疾病（感染性疾病、垂体卒中、突发性高颅内压）。

　　孕妈妈在怀孕初期可能有头昏、头痛、耳鸣、水肿、高血压等常见妊娠反应。那么头痛是如何形成的？

　　在怀孕初期，体内分泌激素量和之前不同，血压发生改变，这些可以影响大脑血液循环出现头痛；怀孕中期，由于胎儿快速生长，胎儿与母体争夺营养物质，影响大脑血液供应，到了孕晚期容易出现高血压、水肿、头痛等妊娠高血压综合征，加上身体负担明显加重、夜间休息不好及工作等诸多因素，大脑供氧不足，更会加剧头痛。

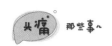

那么，怀孕期间头痛如何治疗？

首先要寻找诱因，是精神压力过大、睡眠障碍，还是环境等因素。其次要尽可能使用非药物治疗，比如要休息好，注意保持睡觉环境的安静，多出去散步、多晒太阳、呼吸新鲜空气、按摩等。经过非药物治疗若症状未见减轻，应及时就医，排查高血压、低血压、贫血等因素，血液化验也是必要的。另外，合理膳食也是必要的，补充优质蛋白，多吃新鲜的蔬菜、水果，对胎儿及孕妇的健康都是有益的。

若在怀孕后 3 个月出现头痛、血压升高、水肿严重，应警惕子痫先兆，如果是原发性头痛患者，在妊娠晚期，可考虑服用一线药物对乙酰氨基酚，并进行吸氧。如果治疗无效，通常情况下医生针对病情会进行个体化治疗。

祝所有的孕妈妈都健康，都有一个健康、聪明、活泼的宝宝。

第十六节　做哪些运动可以帮助缓解头痛？

头痛患者运动之前要到医院就诊，明确自己属于哪一种头痛，医生是否建议运动。如果是原发性头痛或部分继发性头痛，如偏头痛、紧张性头痛、缘于精神疾病的头痛可以通过适当的运动减轻或缓解头痛；缘于头颈部损伤、头颈部血管病变的头痛，运动可能使颅内病变加重，甚至危及生命。因而我们要根据自己的头痛种类及全身状况选择是否运动，选择哪一种运动及适合自己的运动时间和强度。

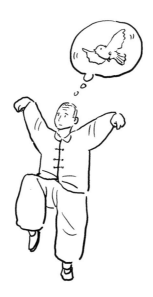

对于适合运动的头痛患者，建议选择传统的太极拳、五禽戏、广播体操等运动，或者选择低、中强度的有氧运动，如走路、慢跑、游泳、瑜伽等，心率应该低于最大心率的 60%（如慢跑或快走时能和周围人说话，但是喘气不明显）。

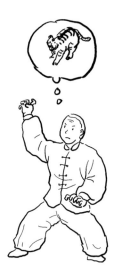

　　剧烈运动会使乳酸堆积，酸性物质在体内的积聚会使脑神经递质出现紊乱，从而影响血管收缩功能，加重头痛。

　　身体不能耐受上述全身运动时，患者还可以做一些局部运动，像鼓腮和挤眉等。鼓腮动作可以锻炼并改善神经功能，还可以促进血液循环；挤眉可以锻炼神经肌肉及头皮等组织，从而有效改善神经功能。

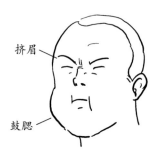

挤眉

鼓腮

运动时我们也要注意以下问题。

1. 应在半饱状态下进行各种运动。因为过饱会造成胃肠负担；空腹又易导致低血糖，出现意外。

2. 要在运动开始前进行热身活动和运动结束后进行缓冲活动，使心脏和关节、肌肉都能有个准备、适应过程。

3. 要选择柔软、合脚的鞋袜，避免因鞋子过大或过小而造成足掌和腿部肌肉紧张，加剧活动疲劳度。

4. 在运动过程中，一旦因种种原因而造成不适，应立即中止运动。千万不可硬撑着坚持，以免发生意外。

5. 运动过程中如果出了汗，一定要及时补充适量淡盐水。即使未出汗，也应及时补充些温开水，以帮助血液循环，促进排除体内毒素。

6. 运动时一定要记得邀一两个伙伴同去，以防发生意外。也不可去太过偏僻的地方，避免发生意外时耽误抢救。

7. 关注身体的疼痛反应，包括头痛和身体其他部位的疼痛。

日常进行运动对于我们的身体是很有好处的，但是以上事项大家在运动的时候一定要注意，这样才能尽量地避免受到损伤，使运动的益处最大化。

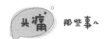

第十七节　头痛发作期能自己开车吗?

我相信很多人会遇到这样的情况，甚至还有一部分人会出现一开车就头痛的情况，这时我们怎么办呢？轻微的头痛是不会影响开车的，有时可通过转移注意力而减轻头痛，但是对于中重度头痛患者，我们还是不建议开车。

首先，开车可能会加重头痛。开车时注意力高度集中会导致精神紧张、血压升高，从而加重头痛，特别是紧张性头痛、偏头痛、高颅内压头痛等；长时间开车时，由于长期处于固定姿势，很容易诱发和加重颈部肌肉劳损及颈椎病，诱发和导致继发于头颈部损伤的头痛；开车时诱发视疲劳，也可以加重头痛；其他一些因素，如车厢内密闭的环境、甲醛超标、晕车等也能诱发或加重头痛。

其次，头痛时服用的药物也会影响开车。预防和治疗头痛的药物很多，有非甾体类抗炎药、钙离子拮抗剂、抗癫痫药、β受体阻滞剂、抗抑郁药等。这些药物治疗头痛的同时还具有镇静作用，易使患者出现运动迟缓、疲劳、感觉异常、注意力不集中等，服用这些药物后开车会增加发生危险的可能。

最后，头痛时开车会增加风险。头痛时开车会由于不能做到全神贯注而明显增加交通事故的发生概率。头痛有时会伴有肢体运动障碍、感觉障碍、视力异常、听力异常等神经功能异常，这时候开车是很危险的。头痛有时还会伴发焦虑、烦躁等精神症状，出现危险驾驶等情况。

总之，开车属于高危操作，为了自己和他人的安全，在身体不舒适时尽量避免开车。

第十八节　头痛期间可以有性生活吗？

美国贝勒医学院临床教授伦道夫·埃文斯指出，性生活可能会触发某些类型的头痛，甚至可能是10%头痛的诱因之一。头痛的原因隐藏于我们人体中的方方面面，这其中既有血管因素，又有肌肉收缩因素。在性生活的过程中，交感神经兴奋引起血压上升、心率加快、颅内压升高、全身骨骼肌高度收缩时，都可使疼痛敏感结构受到刺激而产生头痛。此外，一些生活因素，如过于频繁的性生活、身体过度疲劳、性生活环境不佳、空气不流畅、声音嘈杂等，也都可致头痛。

性生活可以诱发和加重头痛，"现在国内出现此症状的人群也比过去多了一些，似乎有增加的趋势"，中国中医科学院广安门医院泌尿外科主任张亚强大夫说。这主要与性生活时操之过急、情绪比较紧张、神经高度兴奋引起心率加快，血压升高，进而引起颅内压增高有关。对有高血压的人来说，性生活时头痛发病的可能性更大，也更危险。另外，性生活时出现头痛的人群有增加的趋势，也可能与现代生活节奏较快有一定的关系。

一般来讲，头痛患者的性功能大多正常，但如果头痛发作频繁、症状严重，则会对性生活造成影响，这与头痛发作后极度困乏、精神不振及担心头痛发作的心态有关。头痛发作期间，患者痛感剧烈、全身不适，这对性欲来说无疑是一种强烈抑制因素。和谐的性生活对调节人的情绪有良好影响，过度频繁的性生活会导致身心疲惫，而疲惫又可能诱发头痛。所以我们认为，不管是哪种类型的头痛，都会在性生活时给患者带来一些身体功能上的改变，我们应该科学和理性看待。不建议头痛患者进行频繁和剧烈的性生活，但也不必忌讳正常的性生活，情绪要尽量放松。发作频繁、间歇期短并有明显疲乏症状者，应该减少性生活次数。如果此时勉强行事，不仅得不到任何乐趣，反而可能成为头痛发作的诱因。如有高血压及偏头痛病史，性生活前可内服少量降压药或镇痛药。

总之，头痛患者进行性生活时要创造良好的氛围，保持环境安静，注意室内通风，同时还要有良好的情绪，不能过于激动；注意劳逸结合，性生活不宜过频，适可而止。

第十九节　头痛停药多久后可以怀孕?

　　备孕期间不可以吃治疗头痛的药物，因为这些药物在体内都是经由肝脏和肾脏中代谢的，它们可能对卵巢或受精卵产生一些不良影响。如果准备怀孕，一定要提前几个月做好准备措施，尽量减少用药量，不仅不可以吃镇痛药，还要减少摄入其他各种药物。到妊娠晚期时，胎儿已经发育成熟，可以在医生的指导下有针对性地选择一些对胎儿影响较小的药物。但在备孕期、孕早期都应该尽量避免吃药。

　　处于生育年龄的女性服用非甾体类抗炎药会显著抑制其排卵功能。2015 年的一项研究发现，服用萘普生仅 10 天后，就有 75% 的女性参与者出现排卵功能异常。圣巴拿巴医学中心妇产生殖科学系生殖内分泌部主任塞丽娜·陈介绍，非甾体类抗炎药会抑制前列腺素的释放，它在排卵过程中起着关键作用。然而值得庆幸的是，一旦停药，上述问题就会得到缓解。但非甾体类抗炎药会穿过胎盘，渗透到胎儿的循环系统中，影响胎儿心脏、肾脏和其他器官的发育，所以孕妇应远离这类药。

　　不同的药物有着不同的不良反应，更有着不一样的代谢周期，有的长，有的短，某些治疗头痛的药物，只要在备孕周期立即停药就可以，但有的药物需要在停药后一段时间才能考虑备孕，并不能一概而论。

建议大家前往神经内科、产科门诊向医务人员做详细的咨询，不能盲目地服药或停药。

第二十节　头痛时身边的人能帮助做些什么？

虽然说了这么多，但对于一般患者，自行判断是哪种头痛还是比较困难的。头痛严重或反复发作的，建议就诊正规医院，明确是原发性还是继发性头痛。如果确诊为原发性头痛，如偏头痛，我们应做到以下几点，帮助患者度过发作期。

第一，创造环境，让患者充分休息。头痛发作时，首先让患者把手上的工作缓一缓，找个地方休息一下，只要静静地躺上半小时，正常情况下是可以让头痛的症状减缓很多的。但挑选的地方一定要足够安静，不要太过嘈杂。

第二，为患者准备镇痛药物。布洛芬或萘普生等是最常用的镇痛药物，限于头痛急性发作期使用。另外使用强烈缩血管药物，如舒马曲坦、佐米曲普坦，这一类药物使血管收缩，能够帮助头痛迅速缓解，身边的人可以为患者准备好这类药物或带患者就医。

第三，患者呕吐时为其准备好纸和水；安抚患者情绪，给多一点耐心，适当安慰；头痛发作的时候多给患者一点陪伴。其实不止头痛患者，关心和陪伴适用于任何患者。

第四，如果是继发性头痛，如头痛伴随其他的不适感，尤其是叫不醒、肢体无力、癫痫发作、发热、视物模糊、复视、步态不稳、恶心呕吐、颈部疼痛等，症状逐渐加重，建议赶紧带患者就诊正规医院，明确病因。

第二十一节　睡前如何缓解头痛?

睡眠是人补充体力的最佳方式，养成良好的睡眠习惯、制订合适的作息时间非常重要。如果头痛发作，那睡眠时间和睡眠质量就会大打折扣。长期用脑会产生负面影响，相关精神疾病（如焦虑、抑郁）、脑卒中、阿尔茨海默症等发生风险会增加，造成其他各种疾病的发生风险增加，如肥胖、高血压、糖尿病、心脏病、免疫性疾病、不孕不育及癌症。

日常助睡眠措施建议如下。

睡眠之前，洗个热水澡可以放松全身肌肉，促进脑部血液循环。

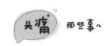

　　在睡眠前切勿暴饮暴食、吃油脂多、辛辣的食物及喝太多的水，这样会使胃不舒服和不停起夜上厕所，影响睡眠质量，极可能出现失眠，长此以往会导致患焦虑、抑郁的风险增加。

　　每天睡前 10 分钟，放下手机，可以促进新陈代谢、调节身体和内脏。注意保持卧室安静，或播放轻音乐，或在手掌涂抹精油配合瑜伽的呼吸动作，可以更好地缓解头痛。

　　控制室内的温度，一般 26 ℃为最佳睡眠温度，湿度控制在60% 左右为宜，温度和湿度过高或过低，不易进入深度睡眠，且觉醒的次数会增加。

　　选择合适高度的床和枕头也是非常必要的。为自己提供一个舒适的大床，枕头一般以自身拳头大小的高度为宜，6～9 厘米正合适。

　　祝大家有个健康的身体，摆脱头痛，享受快乐生活。

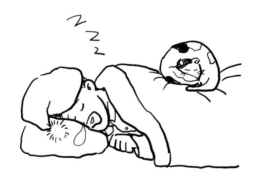